Prestel-Museumsführer

ERNST BARLACH HAUS

STIFTUNG HERMANN F. REEMTSMA

von Eva Caspers

Prestel
München · London · New York

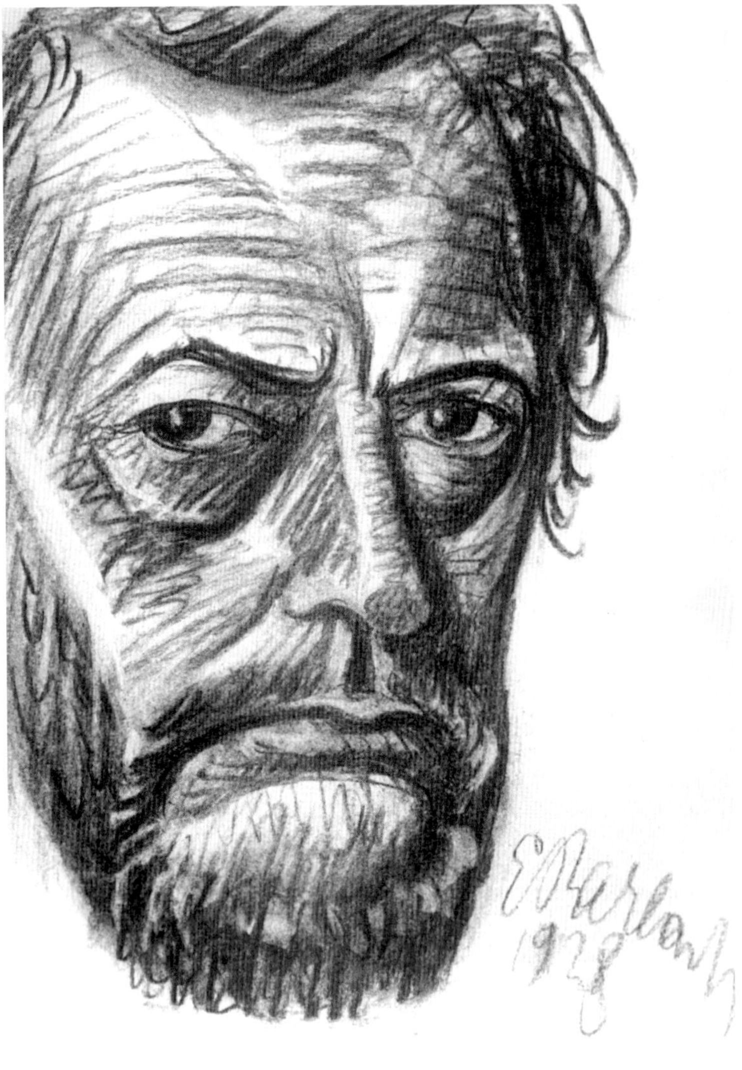
E Barlach
1928

Inhalt

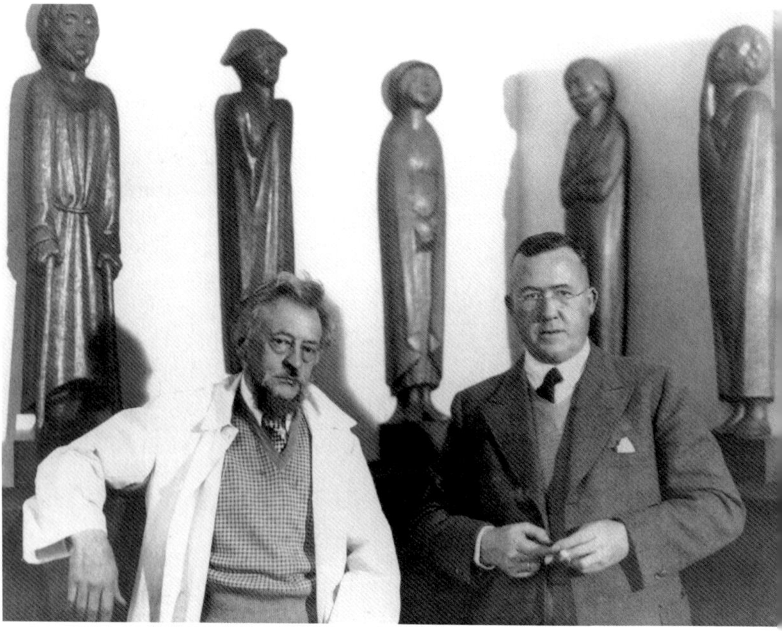

Ernst Barlach und
Hermann F. Reemtsma
vor dem vollendeten
Fries der Lauschenden,
November 1935

Zur Geschichte der Sammlung

Als Künstlermuseum, das sich in seiner Sammlung auf das Werk des großen expressionistischen Bildhauers, Zeichners und Schriftstellers Ernst Barlach konzentriert, setzt das Ernst Barlach Haus in Hamburgs Museumslandschaft einen eigenständigen Akzent. Mit rund 130 plastischen Arbeiten, darunter 24 Holzskulpturen, 350 Zeichnungen und einem fast vollständigen Bestand an druckgraphischen Blättern beherbergt das Museum eine in Umfang, Vielfalt und Qualität herausragende Sammlung von Werken des Künstlers.

Das Gebäude liegt im Grünen, inmitten einer der schönsten Parkanlagen der Stadt, wenige Minuten vom Ufer der Elbe entfernt. Der Fußweg zum Museum führt durch den als englischer Landschaftsgarten gestalteten Jenischpark, in dem sich der weiße Kubus des 1831–34 erbauten Jenischhauses als großartiger Blickfang präsentiert. Das in unmittelbarer Nachbarschaft in den Jahren 1961/62 errichtete Ernst Barlach Haus ist ein harmonisch in die Parklandschaft eingebetteter, vom Hamburger Architekten Werner Kallmorgen gestalteter Flachbau. Mit der geschlossenen, weißgeschlämmten Back-

Die Westfassade des Ernst Barlach Hauses mit der Eingangstür

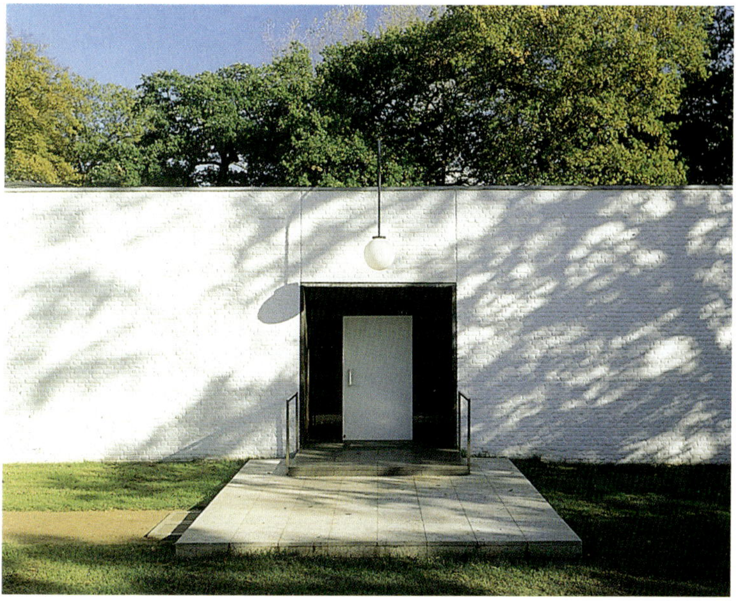

steinwand seiner lediglich durch die Eingangstür akzentuierten Westfassade und mit der Pfeilerreihe der sich zum Park öffnenden Südseite gibt dieses Gebäude eine pointierte Antwort auf die klassizistische Baugesinnung des herrschaftlichen Landhauses im sachlichen Stil der klassischen Moderne. Besucher, die das sich außen so zurückhaltend präsentierende Ernst Barlach Haus zum ersten Mal betreten, sind im Inneren häufig überrascht von der Großzügigkeit des Raumeindrucks. Die um einen Innenhof gruppierten, schlicht und klar gestalteten Ausstellungsräume sind in ihren Dimensionen, in der Dramaturgie der Beleuchtung durch Tages- und/oder Kunstlicht und in der Ausstattung mit architektonischen Details wie Nischen und Podesten zu einer abwechslungsreichen Folge geordnet und erlauben so eine wirkungsvolle Präsentation von Barlachs Skulpturen und graphischen Arbeiten.

Es waren die »Geschlossenheit nach außen und der innere konzentrierte Organismus für die Sammlung selbst«, die den Hamburger Fabrikanten Hermann F. Reemtsma (1892–1961), den Stifter des Ernst Barlach Hauses, als das »außerordentlich Bestechende« von Kallmorgens Plan überzeugten und im Jahr 1960 zur Annahme dieses in einem begrenzten Architektenwettbewerb vorgelegten Entwurfs bewegten. Mit dem Entschluß, das Museum nach den Plänen von Kallmorgen im Hamburger Jenischpark bauen zu lassen und dort seine bedeutende Sammlung von Werken Ernst Barlachs der Öffentlichkeit dauerhaft zugänglich zu machen, sicherte Reemtsma kurz vor seinem Tod die zukunftsweisende Perspektive für ein dreißigjähriges Engagement, über das er einmal geschrieben hatte: »Ich bin Ernst Barlach … nie anders begegnet als mit großer Ehrfurcht vor seiner Kunst…Ich bin 1934 zu ihm gefahren, weil mich seine Kunst, der ich erst zwei Jahre zuvor bewußt begegnet war, anging. Alles Weitere, was daraus erfolgte, war innere Verpflichtung und hat nichts mit Mäzenatentum zu tun« (Brief an Hans Harmsen vom 22. November 1948).

Nachdem Hermann F. Reemtsma Ernst Barlach im August 1934 zum ersten Mal getroffen hatte, fühlte er sich verpflichtet, dem von den Nationalsozialisten verfemten Künstler mit allem Nachdruck zu helfen. So führte sein erster Besuch in Barlachs Güstrower Atelier nicht nur zum Kauf einer Arbeit – der 1925 entstandenen Holzskulptur *Der Asket* –, sondern ließ auch den

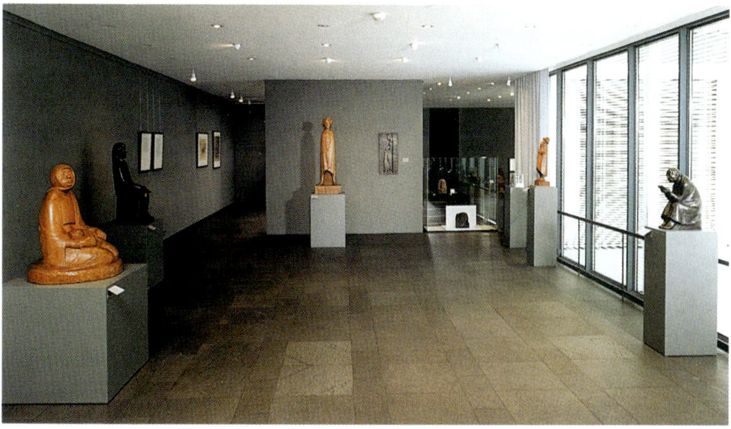

Ausstellungsraum mit Werken Ernst Barlachs aus den dreißiger Jahren

Entschluß reifen, den Künstler mit der Vollendung der Figuren-Reihe vom *Fries der Lauschenden* zu beauftragen. »Es gibt Zwangsläufigkeiten, denen sich nicht zu entziehen ist«, schrieb Reemtsma am 12. September 1934 an seinen Freund, den Maler Hugo Körtzinger. Erst allmählich, im Laufe des Jahres 1935, wuchs beim Auftraggeber dann auch die »Freude über den persönlichen Besitz« dieses bedeutenden Werkes.

Das Gefühl der inneren Verpflichtung, das Reemtsma mit Ernst Barlach verband, setzte der Freiheit des privaten Sammlers, sich beim Erwerb von Kunstwerken von den eigenen subjektiven Neigungen leiten zu lassen, häufiger Grenzen. Zu Beginn seiner Bekanntschaft mit dem Künstler schätzte Reemtsma vor allem diejenigen Arbeiten, in denen leise, innige, von Barlach als »lyrisch« bezeichnete seelische Stimmungen zum Ausdruck kommen. Eine derartige Stimmung wohnt beispielsweise der 1936 entstandenen Holzskulptur *Der Flötenbläser* inne, die Reemtsma 1937 erwarb. Zusammen mit dieser übernahm er auch, dabei dem Rat Hugo Körtzingers folgend, die 1935 fertiggestellte Holzskulptur *Mutter und Kind*, obwohl er sich aufgrund der Härte der künstlerischen Aussage eine Aufstellung der Figurengruppe in seinen Privaträumen zunächst nicht vorstellen konnte. Es war also der ausdrückliche Wunsch, dem Künstler zu helfen, der zur Aufnahme dieses bedeutenden Spätwerks in die, wie Barlach fand, »hübsche Sammlung« Reemtsmas führte. Als Ernst Barlach im Jahr 1938 starb, besaß Reemtsma bereits 20 Skulpturen und etwa 100 Zeichnungen des Künstlers. 1939 erwarb der Sammler zwei weitere wichtige Stücke: Es waren die Holzskulpturen *Frierendes Mädchen* und *Das Wiedersehen*, die 1937 im Zuge der diskriminierenden nationalsozialistischen Aktion »Entartete Kunst« aus Museumsbesitz beschlagnahmt und in der Folge von Barlachs Nachlaßverwalter Bernhard Böhmer gekauft worden waren. Nach Kriegsende nahm Reemtsma ab 1947 seine rege Erwerbstätigkeit wieder auf, die von nun an deutlich das Bestreben erkennen ließ, auch weniger bekannte Arbeiten des Künstlers zu sichern und so Barlachs Werk in der ganzen Breite und Vielfalt seiner Entwicklung zu dokumentieren. Seit Mitte der fünfziger Jahre befaßte sich Reemtsma im Gedankenaustausch mit Hugo Körtzinger ernsthaft mit dem Plan, seine inzwischen berühmt gewordene Sammlung der Öffentlichkeit dauerhaft zugänglich zu machen. »Bei der Durchführung meiner Absicht habe ich den Wunsch zu vermeiden, daß meine Sammlung in eine große öffentliche Kunstsammlung übergeht. Mein Wunsch geht dahin, ein Haus an der Niederelbe, also dort, woher Barlach stammt, zu finden – als Barlach-Haus für meine Sammlung,« schrieb er 1959 an Körtzinger.

Daß das Museum in der bestehenden Form im Jenischpark errichtet werden konnte, verdankte sich nicht nur der konstruktiven Zusammenarbeit zwischen einem Kunstfreund, der präzise Vorstellungen über die Präsentation seiner Sammlung entwickelt hatte, und einem einfühlsamen und kreativen Architekten, sondern auch der verständnisvollen Unterstützung durch namhafte Hamburger Politiker wie Max Brauer, Kurt Sieveking und Hans Harder Biermann-Ratjen, die die Bedeutung von Reemtsmas Stiftung klar erkannten und entsprechend zu würdigen verstanden.

Zum Zeitpunkt der Gründung der Stiftung Hermann F. Reemtsma im Jahr 1960 umfaßte die Sammlung rund 50 plastische Arbeiten, darunter 13 Holzskulpturen, und 150 Zeichnungen. Als das Ernst Barlach Haus am 28. Oktober 1962 eröffnet wurde, war der Bestand bereits um drei bedeutende Werke reicher: Hinzugekommen waren die Holzskulpturen *Sorgende Frau*, *Der Wüstenprediger* und das Holzrelief *Bettlerin*, die Hermann-Hinrich Reemtsma, der Sohn des Stifters, aus Privatbesitz für die Sammlung erworben hatte. Die engagierte Förderung des Ernst Barlach Hauses durch die Familie des 1961 gestorbenen Stifters Hermann F. Reemtsma

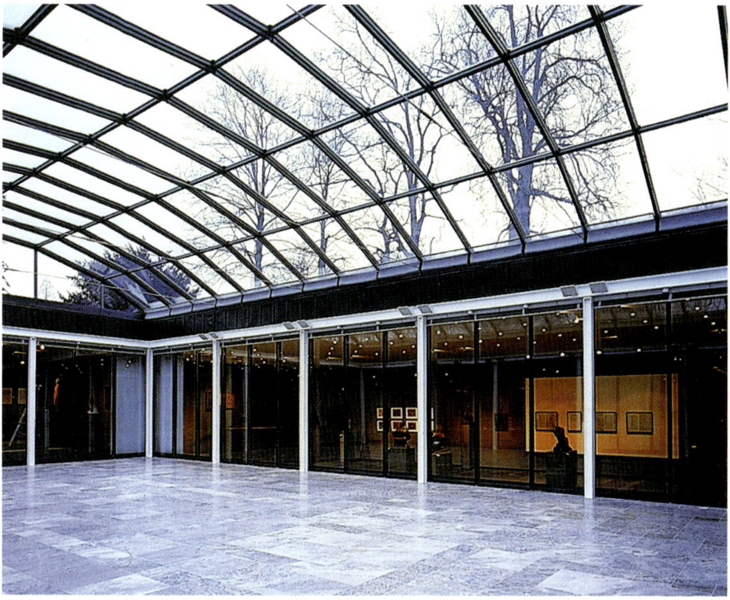

Der Innenhof des Museums nach dem Umbau 1995/96

machte in den folgenden Jahrzehnten eine kontinuierliche Erweiterung der Sammlung möglich. Höhepunkte der Erwerbungstätigkeit waren in den siebziger Jahren der Ankauf der Holzskulpturen *Der Schwertzieher*, *Der Rächer*, *Drei singende Frauen* und *Der Berserker*. Zu den herausragenden Werken, die der Sammlung in den achtziger Jahren dank privater Förderung hinzugefügt werden konnten, gehören das Gipsmodell *Kruzifix I* und die Holzskulptur *Der Durstige*. Auch in den neunziger Jahren wurde die Sammlung durch bedeutende Stücke bereichert – die Holzskulptur *Der Asket*, die die Familie Reemtsma dem Museum als Dauerleihgabe zur Verfügung stellte, sowie die Holzskulpturen *Die Flamme* und *Tod im Leben*, die auf Kunstauktionen erworben werden konnten.

Eine wertvolle Ergänzung der Bestände verzeichnete das Ernst Barlach Haus nicht nur bei den Skulpturen und Zeichnungen, sondern auch bei den druckgraphischen Blättern, den Mappenwerken und den Autographen. Auch die Bestände der auf Literatur von und über Ernst Barlach spezialisierten Bibliothek und des wissenschaftlichen Archivs konnten in den vergangenen Jahrzehnten beträchtlich vergrößert werden.

In den Jahren 1995/96 wurde das Ernst Barlach Haus umgebaut und erweitert: Die Verglasung der vormals offenen Loggia an der Südseite ermöglichte eine großzügige Gestaltung des Eingangsbereichs, der den Besuchern nun eine einladende Informations- und Erholungszone mit reizvollem Ausblick auf die Parklandschaft bietet. Durch einen Anbau an der Südseite erhielt das Museum einen zusätzlichen, großzügigen Ausstellungsraum. Dessen Untergeschoß beherbergt einen benutzerfreundlichen Studienraum, in dem heute die umfangreiche Bibliothek untergebracht ist. Der weite Innenhof wurde durch ein flach gewölbtes Glasdach geschlossen, wodurch das Atrium nun als stimmungsvoller Versammlungsraum für größere Veranstaltungen oder im Rahmen von Sonderausstellungen zur Präsentation großformatiger Skulpturen genutzt werden kann.

In den grundlegenden Intentionen seiner Aktivitäten ist das Ernst Barlach Haus nach wie vor den Zielsetzungen verpflichtet, die Hermann F. Reemtsma mit der Gründung seiner Stiftung vor vier Jahrzehnten formulierte. Das Museum widmet sich im Gedenken an den großen Künstler Ernst Barlach der lebendigen Vermittlung eines bedeutenden Œuvres, das die Erinnerung an die deutsche Geschichte in der ersten Hälfte des 20. Jahrhunderts auf eine heilsam beunruhigende Weise bewahrt und das als künstlerische Stellungnahme auch in heutiger Zeit in vieler Hinsicht Aktualität beanspruchen kann.

Ausgewählte Werke

Abkürzungen

Br I Ernst Barlach: *Die Briefe I, 1888–1924*, hg. von Friedrich Dross, München 1968

Br II Ernst Barlach: *Die Briefe II, 1925–1938*, hg. von Friedrich Dross, München 1969

Pr I Ernst Barlach: *Die Prosa I* (Das dichterische Werk in drei Bänden, Bd. 2), hg. von Friedrich Dross, München, 2. Auflage 1973

Pr II Ernst Barlach: *Die Prosa II* (Das dichterische Werk in drei Bänden, Bd. 3), hg. von Friedrich Dross, München, 2. Auflage 1976

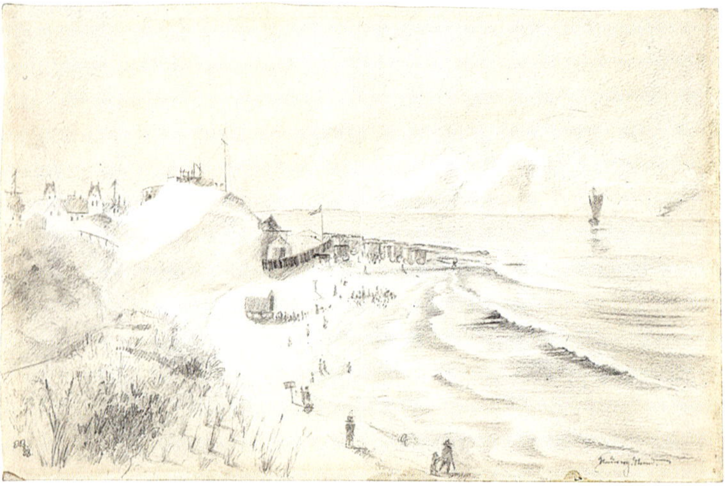

Norderney, Strand, 1888

Bleistift, Sepia
15,2 × 23,8 cm; Inv. Nr. Z 1979/1

Die Zeichnung gehört zu den frühesten Werken von Ernst Barlach, die sich erhalten haben. Sie stammt aus dem Jahr 1888, in dem der achtzehnjährige Barlach in Hamburg Schüler an der Allgemeinen Gewerbeschule wurde. Als offizielles Ziel der Ausbildung war zunächst der Beruf eines gewerblichen Zeichners ins Auge gefaßt worden, doch reifte in der Vorstellung des jungen Mannes schon bald der Entschluß, Bildhauer zu werden. Bereits in seiner Schulzeit hatten sich seine bildnerischen und literarischen Neigungen auf vielfältige Weise bemerkbar gemacht. Daß Barlachs zeichnerische Fähigkeiten zu Beginn seiner künstlerischen Ausbildung jedoch noch keineswegs herausragend waren, demonstriert die Zeichnung *Norderney, Strand*. Sie entstand im Spätsommer des Jahres 1888, als sich Barlach zur Erholung von einer Rippenfellentzündung an der Nordsee aufhielt.

Mit zarten Parallelschraffuren, die in kurzen Strichen angelegt und teilweise zu tonigen Flächen verwischt sind, ist die Ansicht der Insellandschaft erfaßt: Von einer Anhöhe öffnet sich der Blick auf grasbewachsene Dünen, auf den Sandstrand und auf das offene Meer. Etwas versteckt hinter einer hohen, besonnten Düne tauchen links im Hintergrund die Häuser des Inseldorfes auf. Am Strand sind Badekarren und Buden aufgestellt. Einige Spaziergänger und Badegäste sowie Gruppen von Kindern, deren Silhouetten zum Hintergrund hin immer winziger werden, vergnügen sich am Rande des Wassers. Das Meer brandet sanft ans Ufer. Am Horizont, dessen Linie durch ein Segelschiff überschnitten wird, haben sich ein paar Wolken gebildet.

Mit spitzem Bleistift sind alle Details sorgfältig notiert. Die von einer beschaulichen Stimmung geprägte Szenerie ist scheinbar emotionslos und sachlich gesehen. Daß das Landschaftserlebnis in Wahrheit tiefe religiöse Gefühle in ihm auslöste, vermochte Barlach zum damaligen Zeitpunkt lediglich mit sprachlichen Mitteln zum Ausdruck zu bringen. In einem Brief an seinen Freund Friedrich Düsel beschrieb er in überschwenglichen Formulierungen die sich bei sonnigem Wetter präsentierende Insellandschaft, deren Schönheit er nach dem Erlebnis einer Sturmflut besonders intensiv empfand: »Ich möchte Ihnen stundenlang erzählen, wie großartig die Natur hier ist, allein ich denke, Sie kennen dergleichen und wissen, was es heißt, ergriffen sein und Gottes Allmacht und Nähe zu fühlen, diese Schauer der Seele, der tiefste Schmerz und größtes Entzücken zugleich« (Br I, S. 28).

Abschied und Aufbruch, 1891

Bleistift, Feder in Schwarz
41,8 × 54,9 cm; Inv. Nr. Z 1978/8

Die Zeichnung, die Barlach im ersten Jahr seiner Ausbildung an der Königlichen Akademie der bildenden Künste zu Dresden entwarf, zeigt eine figurenreiche Komposition, die sich in ihrer historisierenden Ausstattung an der Dürerzeit orientiert: Vor dem Tor einer mittelalterlichen Stadt, deren Mauern und Kirchtürme im Hintergrund sichtbar sind, hat sich ein Kaufmannszug formiert. Alles ist zum Aufbruch bereit. Man erkennt zwei hochbeladene, mit Planen bedeckte Wagen, Zugpferde, Landsknechte, einen Kutscher, der die Peitsche schwingt, und einen jungen Reiter, der sich winkend zu einem alten Mann zurückwendet. In der Mitte des Vordergrunds steht ein prächtig gekleideter Kaufmann und nimmt Abschied von seiner Familie. Mit verhaltener Trauer und sittsam gesenktem Blick hat die neben ihm stehende Frau ihre Hand an seine Schulter gelegt. Ein Knabe greift in den Mantel des Vaters, und auch ein kleines Mädchen sucht seine Nähe. Im nächsten Moment wird der Mann das Pferd besteigen, dessen Zügel er bereits ergriffen hat. Links im Vordergrund erblickt man die Rückenfiguren von zwei jungen Frauen, die den Aufbruch des Zuges beobachten.

Im Sinne der klassizistischen Lehre, die an der Hamburger Gewerbeschule vermittelt wurde, ist die Zeichnung ganz aus der Linie entwickelt, die die Umrisse

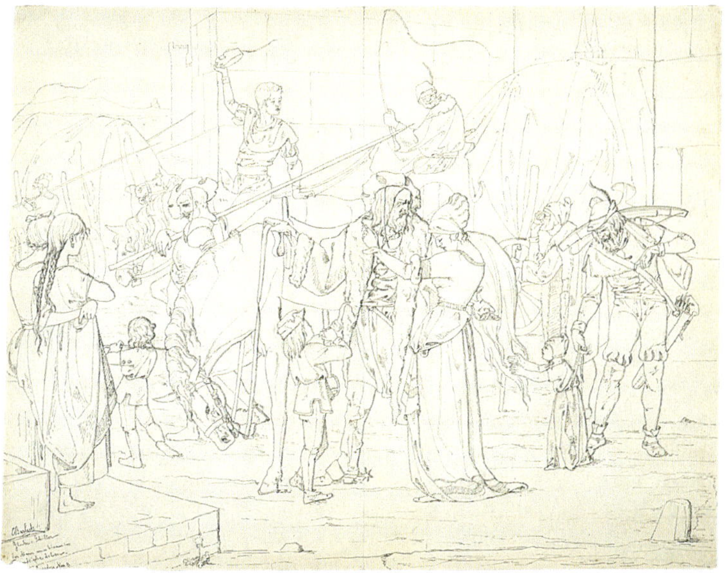

der Figuren nachzeichnet und auch die Binnengliederung der Formen hervorhebt. Obwohl auf den Einsatz von Schraffuren, die Hell-Dunkel-Kontraste schaffen und so die Illusion von Räumlichkeit erzeugen können, verzichtet wird, besitzt die Zeichnung eine beachtliche Tiefenwirkung, die durch die konsequente Organisation der Raumschichten und die Beachtung der perspektivischen Regeln zustande kommt. Die Freude des Zeichners an der Erfindung gemütvoll erzählender Details ist deutlich erkennbar. Gleichwohl bleibt die Übersichtlichkeit im Aufbau der Komposition überzeugend gewahrt. In der historisierenden Auffassung, im Bemühen um kompositorische Klarheit und um eine strenge, saubere Linienführung folgte Barlach den gestalterischen Prinzipien, die ihm zu Beginn seiner Ausbildung am Beispiel von Werken des Klassizismus und der Romantik, insbesondere des Künstlerkreises der Nazarener, als vorbildlich vor Augen gestellt worden waren.

Die Zeichnung illustriert eine Passage aus dem Gedicht *Das Lied von der Glocke* von Friedrich Schiller, das zum unverzichtbaren Bildungsgut des deutschen Bürgertums gehörte: »Der Mann muß hinaus / Ins feindliche Leben / muß wirken und streben / Und pflanzen und schaffen / Erlisten, erraffen / Muß wetten und wagen / Das Glück zu erjagen.« In einer Zeit, in der die sich auf die Weimarer Klassik berufende Kunstauffassung von vielen zeitgenössischen Künstlern bereits als »überzuckerter Idealismus« in Frage gestellt wurde, bekannte sich Barlach noch durchaus ernsthaft zu Schillers idealistischer Verklärung der bürgerlichen Tugenden, indem er sie durch eine aufwendige Komposition mit Figuren in maßvollen und edlen Haltungen würdevoll in Szene setzte.

Knabe mit Panflöte, 1892

Bleistift, Hintergrund schwarz laviert
22 × 13,6 cm; Inv. Nr. Z 1991/4

Das Zeichnen nach Gipsabgüssen berühmter Skulpturen der Antike, der Renaissance und des Klassizismus war an der Dresdener Akademie im späten 19. Jahrhundert nach wie vor ein fester Bestandteil der künstlerischen Ausbildung. Auch wenn diese Übung für Barlach, der sich nach anspruchsvolleren Aufgaben sehnte, eine lästige Pflicht war, stand für ihn die Vorbildlichkeit der antiken Kunst und der an ihr geschulten Künstler zum damaligen Zeitpunkt außer Frage: »Für den Bildhauer ist Rom, Italien der Ort, wo seinem Künstlertum die Bahn gezeigt wird – nicht wegen der Antike und des ihm Sehenswerten allein, sondern wegen der gründlichen Entfernung aller Schlacken, die durch ›Schule‹ und ›Schulung‹ unumgänglich erzeugt werden, da allein kann er sich in seiner ganzen Individualität entwickeln, die auch, das mögen die Herrn ruhig einstecken, in den Künstlern lebt, die an den ›alten Onkeln‹ herumstudieren, wie Asmus Carstens, meinem großen Landsmann, bis herab zu Cornelius, Hähnel, ja Pfannschmidt« (Br I, S. 166).

Als Vorlage für diese Zeichnung wählte Barlach eine populäre Skulptur des zeitgenössischen Bildhauers Gustav Eberlein, der häufig in Rom arbeitete. Es handelt sich um die Marmorskulptur *Der Dornauszieher*, die 1886 fertiggestellt und 1887 von der Berliner Nationalgalerie angekauft worden war. Die Skulptur stellt einen nackten Knaben dar, der auf einer mit figürlichen Reliefs geschmückten Vase sitzt und in kapriziöser Haltung mit besorgter Miene die Sohle seines nackten Fußes inspiziert. Die Attribute – Weinlaub, ein Ziegenfell und eine Panflöte – charakte-

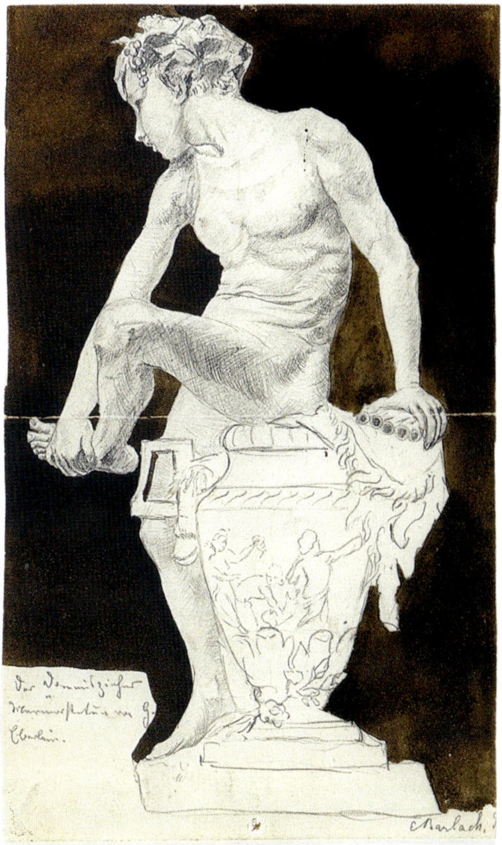

risieren den anmutigen Knaben als Begleiter des römischen Gottes Bacchus.

In der gezeichneten Wiedergabe dieser antikisierenden Genrefigur wählte Barlach nicht die Vorderansicht, aus der sich das Verständnis für das Motiv am besten erschließt. Vielmehr interessierte er sich für die seitliche Ansicht, in der sich der Körper und die Gliedmaßen des Knaben in einer einfachen, übersichtlichen Anordnung gegen den Hintergrund absetzen. Mit Parallel- und Kreuzschraffuren, die eine noch unsicher tastende Handschrift verraten, ist die detailreiche Modellierung des mageren Körpers nachgezeichnet. In der Betonung der Konturen der Figur wird auf eine kultivierte Umrißlinie verzichtet; stattdessen ist der Umriß negativ, durch die mit wenig Sorgfalt angelegte Lavierung des Hintergrunds hervorgehoben.

Bildnis Josephine Löser, 1892

Bronze (Guß von 1974)
69,6 × 41,7 × 27,4 cm; Inv. Nr. P 1974/1

In einem fortgeschrittenen Stadium der Ausbildung an der Dresdener Akademie entstand diese Bildnisbüste als Arbeit vor dem lebenden Modell. Barlach war zum damaligen Zeitpunkt Schüler in der Meisterklasse des Bildhauers Robert Diez, den er zu Beginn seiner Dresdener Zeit noch als Genrebildhauer bezeichnet und abgelehnt, doch schon bald als

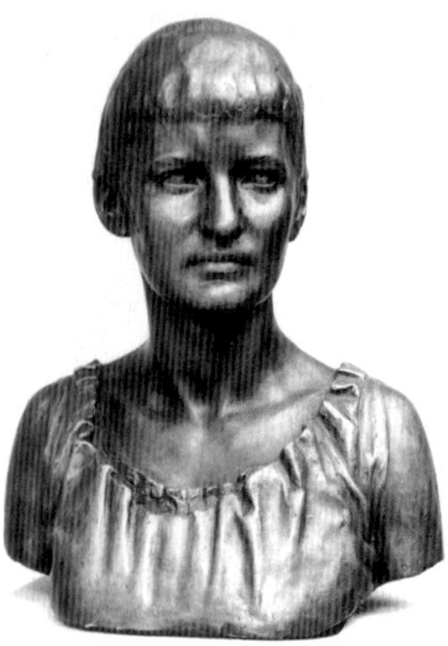

undogmatischen, verständnisvollen Lehrer zu schätzen gelernt hatte. Als eine der vornehmsten Aufgaben der Bildhauerei des 19. Jahrhunderts gehörte die Gestaltung einer Porträtbüste in der akademischen Ausbildung zu den obligatorischen Übungen, der sich die jungen Künstler in gemeinsamen Sitzungen widmeten. Josephine Löser, die den Schülern der Diez-Klasse Modell saß, war die Verlobte und spätere Ehefrau von Barlachs Studienkollegen Erich Hösel. In seinem Bildnis der jungen Frau, das bereits eine große Sicherheit in der plastischen Gestaltung erkennen läßt, fühlte sich Barlach souverän in die Porträtauffassung des Spätklassizismus ein. Die gefälligen Formen des Kopfes, des Halses und der Schultern sind in ausgewogenen Proportionen aufeinander bezogen; die Gesichtszüge sind klar und ebenmäßig, die Wölbungen und Vertiefungen der glatten Oberflächen gehen weich und harmonisch ineinander über. Bezeugen diese Merkmale gemäß der klassizistischen Tradition die seelische Gelassenheit und Würde der Dargestellten, so weist die realistische Wiedergabe der Besonderheiten der Physiognomie – der leichten Verschattung der Augen, der starken Nase, des kleinen, fest geschlossenen Mundes und des ausgeprägten Kinns – auf die Individualität der Porträtierten hin: Verträumtheit und Willensstärke, Liebreiz und Eigensinn, Weichheit und Strenge scheinen im Charakter dieser jungen Frau gelegen zu haben, für die Barlach – wie Gedichte in der Autographen-Sammlung des Ernst Barlach Hauses bezeugen – eine schwärmerische Zuneigung empfand.

Wie bei Porträtbüsten üblich, wäre als Material zur gültigen Ausführung der in Gips abgeformten Büste zur Entstehungszeit vermutlich Marmor in Frage gekommen. Im Vergleich des Bronzegusses von 1974 mit der Gipsfassung fallen die Vergröberungen und Verhärtungen der durch Glanzlichter akzentuierten Bronze-Version auf, die der Darstellung eine größere Strenge geben.

Sturz der Dresdener Philister, 1894

Bleistift, Feder in Schwarz,
Pinsel in Wasserfarben
28,3 × 22,9 cm; Inv. Nr. Z vor 1937/34

Am 29. Oktober 1891 veröffentlichte Barlach in der *Dresdner Zeitung* einen Beitrag zur aktuellen Kunstdebatte, in dem er die Prinzipien der klassizistischen Kunstauffassung gegen die modernen künstlerischen Strömungen in einer satirisch gefärbten Erzählung verteidigte. In der komischen Rolle eines resignierten Kunstjüngers bekannte er sich darin zum altmodischen Glauben, daß es »der wahre Zweck der Kunst« sei, »die Menschen zu veredeln, sie aus dem Getriebe des Alltagslebens in eine reinere Atmosphäre zu heben, wo sie leichter und freier athmen und sich mit Rührung bewußt werden, nicht zum ewigen Leiden, zur unendlichen Qual bestimmt zu sein – ja,

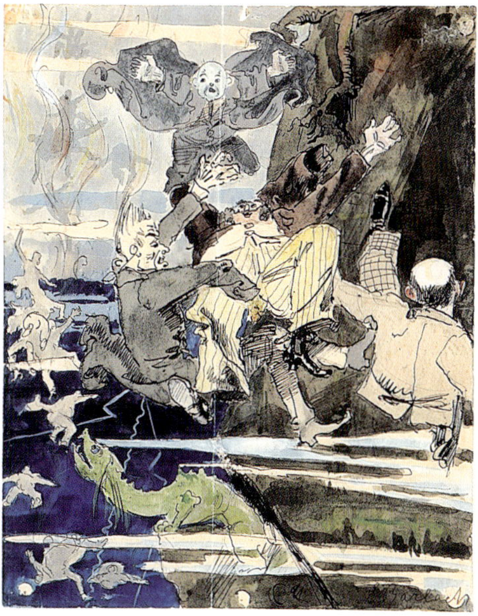

wo sie in den Werken des gottbegnadeten Künstlers die Spur der ewigen Schönheit, der hehren Größe Gottes zu entdecken glauben.«

Im Laufe der Dresdener Studienjahre wurde Barlach diese idealistische Zielsetzung seiner künstlerischen Arbeit zunehmend fragwürdig. Unter dem Einfluß seines akademischen Lehrers Robert Diez und angeregt von den Diskussionen innerhalb der zeitgenössischen Kunstszene wuchs Barlachs Verständnis für die Positionen des Realismus und Naturalismus. Einen nicht unerheblichen Anteil an dieser geistigen Entwicklung hatte der Arzt Dr. Hermann Klencke, mit dem Barlach zeitweilig vertrauten Umgang pflegte. Klencke war ein passionierter, den modernen Strömungen gegenüber aufgeschlossener Freund der Künste und ein erklärter Gegner des Dresdener »Philistertums«. Der unkonventionell lebende Arzt und Schöngeist dürfte Barlachs Abneigung gegen die konservativen Bürger des wilhelminischen Obrigkeitsstaates geweckt haben, die als Hüter der Religion, der Moral und der klassischen Bildungsnormen Respekt einforderten, obwohl sie deren Inhalte ausschließlich zweckgerichtet als Mittel zur ideologischen Harmonisierung der realen gesellschaftlichen Konflikte schätzten.

In der farbigen Zeichnung *Sturz der Dresdener Philister* bereitete Barlach eine Malerei vor, mit der er die Wände von Klenckes romantischem Waldhäuschen verzierte: Vier Männer, nach der zeitgenössischen Mode gekleidet, stürzen von einem Felsen in die Tiefe, wo ein Ungeheuer bereits gierig auf die fette Beute lauert. Die im Hintergrund sichtbaren Silhouetten kleiner stürzender Gestalten machen deutlich, daß die vier Männer ihr Schicksal mit anderen teilen. Mit offensichtlicher Freude an der Ausmalung der phantastischen Szene zeichnete Barlach in karikierender Übertreibung die komisch wirkende Fassungslosigkeit der Philister, die völlig überraschend den Boden unter den Füßen verloren haben.

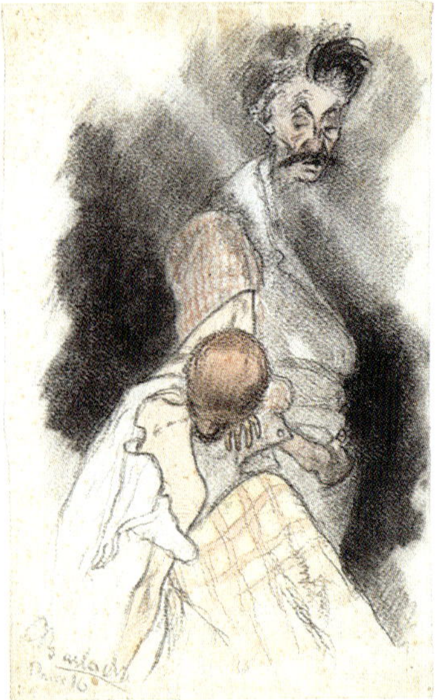

Pariser Szene, 1896

Kohle, Feder in Schwarz, Pinsel in Wasserfarben
49,8 × 31,5 cm; Inv. Nr. Z vor 1937/32

Mit dem Wandel seiner künstlerischen Ansichten während der Dresdener Studienzeit war Barlachs Interesse für die französische Kunst erwacht. Er schloß sich nun der Auffassung an, daß nicht mehr von Rom, sondern vielmehr von Paris die entscheidenden Impulse für die zeitgenössische Kunst ausgingen. Als sein Studienfreund Carl Garbers 1895 ein Stipendium für einen längeren Arbeitsaufenthalt in der französischen Metropole erhielt, entschloß sich Barlach, ihn zu begleiten. Im Schaffensdrang eines von akademischen Pflichten befreiten Künstlerlebens betätigte sich Barlach in seiner Pariser Zeit mit gleicher Intensität als Bildhauer, Maler, Zeichner und Schriftsteller. Daß er dabei bereitwillig die Anregungen der aktuellen Kunstproduktion, wie sie sich in Paris präsentierte, verarbeitete, beweist die *Pariser Szene*. Die Zeichnung zeigt in seitlicher Ansicht die bildfüllende Gestalt eines älteren Mannes, der neben einer im Bett sitzenden jungen Frau steht, auf die er mit einer resigniert-verächtlichen Miene herabschaut. Die Spuren der Zerstörung im hageren Gesicht, die schlaffen Formen des zusammengesackten Körpers und das ungepflegte Äußere des Mannes weisen auf ein entbehrungsreiches, ungesundes Leben hin. Die zarte Gestalt der Frau, die im Vordergrund der unteren Bildhälfte sichtbar wird, ist ausschnitthaft erfaßt. Man erkennt den Oberkörper, der lediglich mit einem dünnen Hemd bekleidet ist, die nackten Arme und die entblößte Schulter sowie den abgewendeten Kopf mit dem glatten, im Nacken zu einem Knoten gesteckten Haar. Die angewinkelten Beine der Frau sind mit einer fadenscheinigen Decke bedeckt. Der Ellenbogen des linken Arms zeichnet sich als spitzwinklige Silhouette oberhalb des Kopfes ab und weist darauf hin, daß die Frau ihr Gesicht, das sie dem Mann zugewendet hat, in der Armbeuge verbirgt. Ohne daß konkrete Hinweise zur realistischen Begründung der Situation notwendig sind, vermittelt sich allein durch die Körperhaltungen sowie die Gestik und Mimik der Figuren das einprägsame Bild eines von Armut und Leid bestimmten sozialen Milieus, wie es für das alltägliche Leben vieler Menschen in der Großstadt charakteristisch war. Das intime Verhältnis zwischen der Frau und dem Mann ist gekennzeichnet von einer Atmosphäre der Entfremdung, der Ablehnung, der Trauer und der latenten Gewalttätigkeit. Die unregelmäßig schattierten schwarzen und grauen Flächen, die die Silhouetten der Figuren umranden, intensivieren die Stimmung des Bedrohlichen.

Nicht nur in der Wahl des Motivs, sondern auch in der formalen

Gestaltung – der Ausschnitthaftigkeit, der Betonung der wellig bewegten, Plastizität erzeugenden Konturen, der flächigen Auffassung und der Farbgebung – verarbeitete Barlach Anregungen der von Edgar Degas und Henri Toulouse-Lautrec beeinflußten zeitgenössischen französischen Graphik, wie sie ihm durch Plakate und illustrierte Zeitschriften auf vielfältige Weise vor Augen geführt wurde.

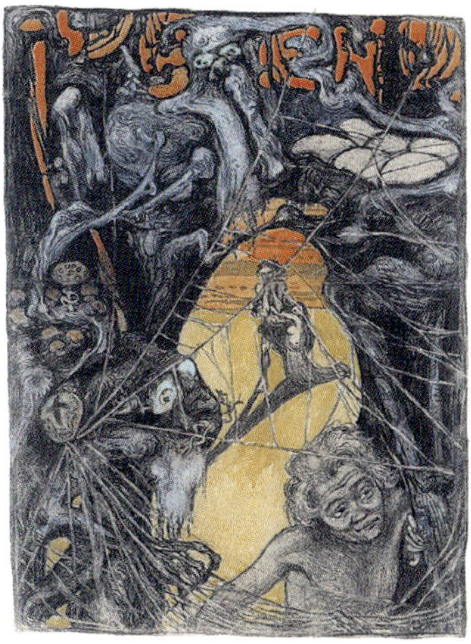

Im Zauberwald, 1899

Kohle, Pinsel in Wasserfarben

52,5 × 34,3 cm; Inv. Nr. Z vor 1937/35

Im Laufe der Dresdener Studienzeit hatte sich Barlach vom Idealismus der klassizistischen Kunstauffassung losgesagt und ein wachsendes Verständnis für das künstlerische Interesse an der naturgetreuen Darstellung der sinnlich wahrnehmbaren Wirklichkeit entwickelt. Gleichwohl hielt er auch in seiner Pariser Zeit und in den folgenden Jahren an der Überzeugung fest, daß die sichtbare Welt lediglich der Vordergrund eines nur geistig erfahrbaren Weltzusammenhanges sei, dessen Ahnung als das Wahrhaftige in bedeutsamen Kunstwerken zur Anschauung komme. In seiner Suche nach neuen Gehalten näherte sich Barlach um 1895 der künstlerischen Position des Symbolismus an, der gegen die naturalistische Orientierung der akademischen Salonkunst und der impressionistischen Freilichtmalerei opponierte und in der Welt des Imaginären, des Traums, der Mythen und Märchen nach geistigen Wahrheiten suchte. Durch die Diskussionen im Kreis französischer Symbolisten, an denen er in Paris teilnahm, sowie durch die Werke von deutschen Künstlern wie Max Klinger und Arnold Böcklin fühlte sich Barlach nun ermutigt, in literarischen und graphischen Arbeiten seinen »wütenden Heißhunger nach den Umarmungen der goldenen Phantasie« (Br I, S. 223) auszuleben, wobei ihm die Gefahr, sich in romantischer Verschwärmtheit zu verstricken, durchaus bewußt war.

Als Forum zur Veröffentlichung von Zeichnungen mit traum- und märchenhaften sowie phantastisch-gespenstischen Szenen bot sich die 1896 gegründete Münchener Zeitschrift *Jugend* an. Diese illustrierten Hefte, die den ›Jugend‹stil in Deutschland bekannt machten, propagierten die Reinigung der Künste vom historistischen Formenrepertoire und förderten alle künstlerischen Bestrebungen, die sich um neue Ausdrucksformen für ein modernes, aus den erstarrten Konventionen der Gründerzeit befreites Lebensgefühl bemühten.

1899 erschien Barlachs farbige Zeichnung *Im Zauberwald* als Titelblatt der *Jugend*: Baumstämme, knorrige Äste und Wurzelwerk verschlingen sich zu einem undurchdringlichen Geflecht, das das ornamentale Rahmenwerk des Blattes darstellt. Am oberen Rand bilden die Öffnungen zwischen den Ästen als Negativformen die Buchstaben des Titels der Zeitschrift. Der Zauberwald, der den am unteren Bildrand sichtbaren Knaben in seinen Bann zieht, scheint unwiderstehliche Verlockungen zu bieten; er steckt aber auch – wie der Fliegenpilz, die Kreuzspinne und die Spukgestalten mit den unheimlich leuchtenden Augen verdeutlichen – voller Gefahren: Alle dem Neuen zugewandten, mit der Jugend sympathisierenden Menschen dürfen sich dem Reich der Phantasie, der Welt des Traums und der Sphäre des Unbewußten ohne Hemmungen zuwenden; sie müssen sich aber auch bewußt sein, daß mit dem Eintauchen in die verborgenen Tiefen des Seelenlebens die Gefahr verbunden ist, sich im Irrationalen zu verlieren.

Das Erschrecken, 1896/97

Schwarzweißfotografie
nach einer verlorengegangenen
Zeichnung
20,8 × 31,1 cm; Inv. Nr. Au 1990/1

Neben den Beständen an Skulpturen, Zeichnungen und druckgraphischen Blättern besitzt das Ernst Barlach Haus auch eine umfangreiche Sammlung von Briefen und Manuskripten des Künstlers. Ein interessantes Dokument aus der Autographen-Sammlung ist diese Fotografie nach einer verschollenen Zeichnung aus dem Jahr 1896/97, die auf der Rückseite einen eigenhändigen Kommentar des Künstlers vom Jahr 1938 aufweist. Angesichts der Tatsache, daß sich Barlach über seine vor 1906 entstandenen Werke später in der Regel nur ungern und fast immer ablehnend äußerte, wirkt überraschend, daß er in diesem Fall bereit war, eine ganz sachlich gehaltene Beschreibung zu formulieren. Im Vordergrund der Zeichnung erscheint die kleine Rückenfigur eines Mannes, der bei heftigem Unwetter an einem Strand steht und auf das offene Meer hinausblickt. In der nach Stabilität suchenden Körperhaltung und in der Gebärde, mit der der Mann zu seinem Hut greift, artikuliert sich nicht nur der Wille, den Elementen zu trotzen, sondern auch Erschrecken über das, was er wahrnimmt. Unter einem dramatisch verfinsterten Himmel tost die vom Sturm gepeitschte See. Wasser und Luft vereinigen sich in wirbelnden Wellen, die die Horizontlinie zum Verschwinden bringen. Aus der Luft springt ein nackter Riese mit weit ausgebreiteten Armen in einem gewaltigen Schritt in den Vordergrund hinein. Seine zu einer Grimasse verzerrten Gesichtszüge und die gespreizten Finger seiner großen Hände deuten an, daß er die kleine, wehrlose Menschengestalt packen will.

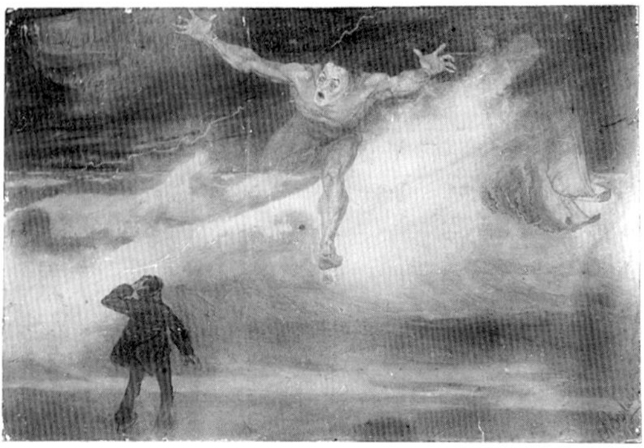

Barlach nannte die Zeichnung »der Schrecken besser das Erschrecken, ... insofern nämlich ein Mann am Strand bei Sturm ein im Untergang befindliches Schiff wahrnimmt ... der Schrecken springt oder fliegt gar, jedenfalls sausen seine Flügel durch die Luft. Nebenbei: der Körper ist Aktporträt des Herrn Künstlers selbst.«

Die Kraft der seelischen Erschütterung, die die Erfahrung der Existenzbedrohung durch die Naturgewalten auslösen kann, vermochte Barlach zur Entstehungszeit der Zeichnung lediglich durch die Kombination der unscheinbaren menschlichen Gestalt mit einer das übermächtige innere Erleben symbolisierenden Figur auszudrücken. Das Kuriose der Darstellung, aber auch das für sein Werk Zukunftsweisende der Thematik dürfte Barlachs späte Aufmerksamkeit für diese Zeichnung begründet haben.

Windsbraut, 1899

Kohle, farbige Kreiden
29 × 37,5 cm; Inv. Nr. Z 1998/2

In den Arbeiten seines vor 1906 entstandenen Œuvres thematisierte Barlach die Natur nicht nur in ihrer lebensbedrohenden, sondern auch in ihrer lebenspendenden, den Menschen an Leib und Seele heilenden Macht. In der Beobachtung von Naturvorgängen ging es ihm nicht um das Erfassen der flüchtigen, atmosphärischen Stimmungen und ihrer sinnlichen Reize, sondern um die Wahrnehmung der ins Metaphysische weisenden Kräfte der Natur, die er häufig durch aktiv handelnde symbolische Figuren in menschlicher Gestalt in Szene setzte. Die Zeichnung *Windsbraut* stellt das Zusammenspiel von Wind und Welle als ein Ereignis vor, in dem das formbildende, schöpferische und damit Lebensfreude stimulierende Wirken der Elemente zur Anschauung kommt: Der Wind ist als anmutiger, geflügelter Jüngling dargestellt, der in schwebender Beweglichkeit auf einer Welle tanzt und dabei eine nackte Frau aus dem Wasser zu sich emporzieht. Die Betonung der Plastizität der Formen und die Andeutung eines Sockels legen die Vermutung nahe, daß die Zeichnung im Zusammenhang mit einer Skulptur entworfen wurde, die vielleicht für eine Brunnenanlage vorgesehen war. Obwohl die von einem mitreißenden Schwung erfüllte Gruppe durch die Verzierung mit zahlreichen plastischen Details sehr verspielt wirkt, läßt sich der künstlerische Wille zur klaren Organisation des plastischen Gebildes durch eine dynamische Abfolge der in weit gespannten Kurven erfaßten und durch wellig bewegte Konturen miteinander verbundenen Formen erkennen. Die Übersichtlichkeit der zeichnerisch virtuos erfaßten Gruppe beschränkt

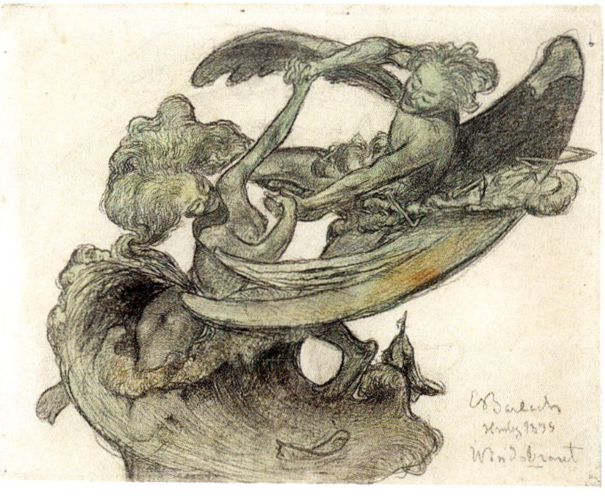

sich allerdings auf die gewählte aufsichtige Perspektive. In der plastischen Ausführung dürfte die Gruppe jene Mängel sichtbar gemacht haben, die Barlach in späterer Zeit an vielen seiner frühen Werke konstatierte: »Ich kann fast alle, alles, was vor 1906 entstand, nur mit dem entschiedenen Eingeständnis ansehen: daß mein Fall fast aussichtslos war. Sie beweisen nichts als unermeßlichen guten Willen, gänzliche Verschwärmtheit, Romantik, Direktionslosigkeit, geringstes Gefühl für Ruhe und Einfachheit« (Br I, S. 716/717).

Henkelgefäß mit Masken, 1903/04

Steinzeug (Mutz-Keramik)
Glasur in Gelb, Überlaufglasur in Weiß, Blau und Grün
Höhe 23 cm, Durchmesser 22,5 cm
Inv. Nr. P 1989/1

Zu den wichtigen Zielen der Jugendstilbewegung, die das moderne Leben durch die kulturelle Durchdringung aller Bereiche reformieren wollte, gehörte der Kampf gegen die Geschmacklosigkeit des historistischen Formenrepertoires und die Förderung eines modernen künstlerischen Empfindens in der gewerblichen Herstellung der Gegenstände des alltäglichen Gebrauchs. In Hamburg war Justus Brinckmann, der erste Direktor des 1877 eröffneten Museums für

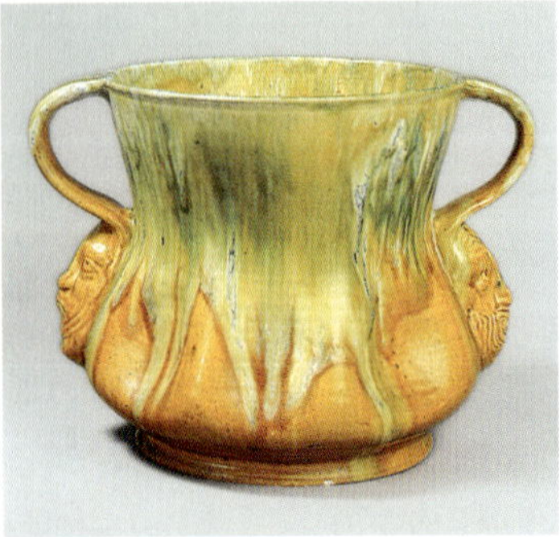

Kunst und Gewerbe, ein einflußreicher Propagandist dieser Ziele. Nach Brinckmanns Vorstellungen sollte der Aufbau einer musealen Sammlung von vorbildlichen Erzeugnissen der angewandten Künste von der Antike bis zur Neuzeit sowie die aktive Unterstützung des zeitgenössischen Kunsthandwerks der allgemeinen Verbreitung einer anspruchsvollen Produktkultur dienen. Zu den heimischen Kunsthandwerkern, bei denen Brinckmanns erzieherisches Wirken auf fruchtbaren Boden fiel, gehörte der Hamburger Töpfermeister Richard Mutz. Angeregt durch Brinckmanns Begeisterung für die schlichte, natürliche Schönheit ostasiatischer Keramik entwickelte Richard Mutz seit 1897 in der Werkstatt seines Vaters Hermann Mutz Blumenvasen mit neuen Formen und Glasuren. Charakteristisch für diese Erzeugnisse, die Brinckmanns Anerkennung fanden und auf der Pariser Weltausstellung im Jahr 1900 ausgezeichnet wurden, war die impressionistische Belebung der matt und halbmatt glasierten Oberflächen durch Überlaufglasuren in leuchtenden, durchflossenen Farben.

Ernst Barlach kannte Richard Mutz aus den gemeinsamen Studienjahren an der Hamburger Gewerbeschule. Nach einer Wiederbegegnung in Berlin in der Zeit um 1900 kam es in den Jahren 1902 bis 1904, als Barlach in Wedel lebte, zu einer Zusammenarbeit des Künstlers mit der Altonaer Werkstatt von Hermann und Richard Mutz. Zahlreiche Vasen wurden nun mit den von Barlach gestalteten Faunsköpfen ausgestattet, die als Griffe oder zur Verzierung der Henkel dienten. Beim Entwurf der grimassierenden Gesichter könnte sich Barlach an der durch japanische Vorbilder inspirierten Selbstbildnis-Maske des französischen Keramikers Jean

Carriès orientiert haben, die das Museum für Kunst und Gewerbe 1893 erworben hatte.

Faun und Nymphe, 1903/04

Steinzeug (Mutz-Keramik)
Glasur in Blaugrün
18,2 × 13,5 × 10,3 cm; Inv. Nr. P 1948/7

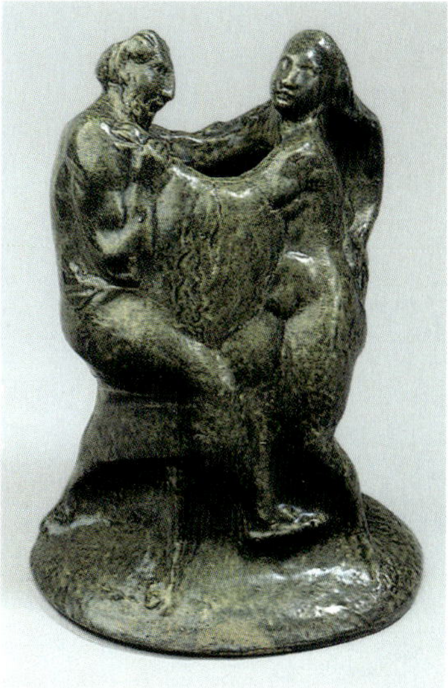

Das Bedürfnis nach einer geschmackvollen Gestaltung der Gebrauchsgegenstände des alltäglichen Lebens, das die Jugendstilbewegung weckte, führte um die Jahrhundertwende zu einer wachsenden Nachfrage der gewerblichen Betriebe nach originellen Entwürfen, die vielen jungen Künstlern der Zeit eine wichtige Erwerbsquelle bot. In Ermangelung von Aufträgen und angesichts des fehlenden Käuferinteresses für seine plastischen Arbeiten bemühte sich auch Barlach in den Jahren um 1900, mit Illustrationen und graphischen Arbeiten sowie mit Entwürfen für kunstgewerbliche Objekte seinen Lebensunterhalt zu verdienen. So zeichnete der in Berlin, Hamburg und Wedel in materiell äußerst bescheidenen Verhältnissen lebende Künstler in den Jahren zwischen 1899 und 1904 – teilweise im gewerblichen Auftrag, häufig aber auch aus eigener Initiative – eine Fülle von Entwürfen für Gefäße, Uhren, Lampen, Briefbeschwerer, Schmuck, Brunnen und Grabsteine in der ornamentalen Formensprache des Jugendstils. Zu den selbständigen plastischen Entwürfen, die er für die Werkstatt von Hermann und Richard Mutz lieferte, gehört das aus den Gestalten eines Fauns und einer Nymphe geformte kleine Gefäß, das vermutlich als Vase dienen sollte. In der Kunst des Symbolismus und des Jugendstils, die gegen die Prüderie der herrschenden Moralvorstellungen der wilhelminischen Gesellschaft opponierte, evozierten der griechische Gott Pan, dem der römische Faun entspricht, ebenso wie die Nymphen und andere Mischwesen der antiken Mythologie die Vorstellung einer freien, sinnenfrohen Natürlichkeit als Ideal des modernen Lebens. Barlach entwickelte die Idee für das figürlich interpretierte Gefäß aus der Umdeutung des von zwei tanzenden Figuren umschlossenen leeren Raumes in eine plastische Hohlform. Die durch ihre Arme und durch herabhängende Tücher verbundenen Gestalten des Fauns und der Nymphe, in deren tänzerisch bewegtes Ringen sich ein auf der Rückseite sichtbarer Amor-Knabe einmischt, bilden die Wandung des Gefäßes. Aus der Vorderansicht betrachtet, verbinden sich die Gestalten zu einer blockhaft geschlossenen, ausgewogenen Komposition. Im lebhaften Kontrast zur Einfachheit und Ruhe des Umrisses steht die wellig gleitende Bewegtheit der kleinteilig modellierten, kräftig gewölbten Körperformen, die mit den herabhängenden Stoffen zu einer einheitlichen Oberfläche verschmelzen.

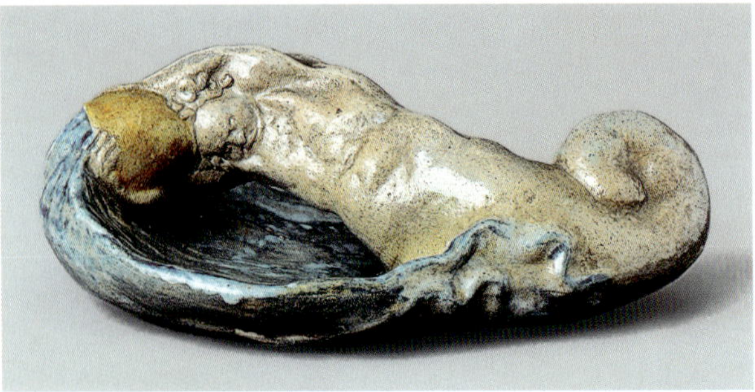

Triton, 1903/04

Steinzeug (Mutz-Keramik)
Glasur in Blaugrau, Gelb und Blau
8,5 × 25,1 × 16,4 cm; Inv. Nr. P 1948/5

Als ein dem lebenspendenden Element Wasser zugeordnetes mythologisches Wesen spielte Triton, der Sohn des Poseidon und der Amphitrite, in der Skulptur des Barock, insbesondere in plastischen Arbeiten für Brunnen- und Gartenanlagen, eine wichtige Rolle. Zu neuer Popularität gelangte der Meergott in der Kunst des Symbolismus und des Jugendstils, die in der Darstellung der dämonischen Naturwesen der antiken Mythologie die Sehnsucht nach einer freien Entfaltung von Vitalität und sinnlicher Lebensfreude beschwor.

In Barlachs plastischer Arbeit, die als Mutz-Keramik gebrannt wurde, bildet Triton mit seinem kräftigen Körper den gebogenen Griff einer kleinen Schale. Auf dem Kopf balanciert er einen Krug. Das aus dem Gefäß ausströmende Wasser breitet sich zu einer Welle, die in einem Bogen zum schneckenförmig aufgerollten Unterleib des Meergottes zurückfließt und dabei die Form einer flach gewölbten Schale bildet. Die plastische Darstellung der flüssigen Materie Wasser übernimmt als fester Schalenkörper die Funktion eines Gebrauchsgegenstandes. Diese Zwiespältigkeit der Bedeutung ist ein charakteristisches Merkmal kunstgewerblicher Arbeiten des Jugendstils. Die differenzierte Farbigkeit der Glasur erleichtert das Verständnis der eigenwilligen Komposition, die sehr geschlossen und durch das wellige Gleiten der Formen zugleich lebendig wirkt.

Ruhender junger Goethe, 1903/04

Steinzeug (Mutz-Keramik)
Glasur in Grün
7,7 × 17,8 × 7,4 cm; Inv. Nr. P 1948/4

Seit der Mitte des 19. Jahrhunderts galt Johann Wolfgang von Goethe in Deutschland als nahezu heilige Integrationsfigur eines patriotischen Denkens, das die politischen Ambitionen der Nation aus der vermeintlichen Überlegenheit der deutschen Kultur abzuleiten suchte. Der Olympier Goethe, dessen Werk eine zeitlose Gültigkeit zuerkannt wurde, genoß in der wilhelminischen Gesellschaft eine weitverbreitete Verehrung, die sich nicht nur in den die bürgerlichen Haushalte zierenden Bildnissen und Statuetten, sondern auch in zahlreichen öffentlichen Denkmälern manifestierte. 1899 hatte sich Barlach, der die allgemeine Bewunderung für den Klassiker durchaus teilte, im Zusammenhang mit dem Wettbewerb um die Gestaltung eines Goethe-Denkmals für Straßburg in einem plastischen Entwurf zum ersten Mal mit der Figur des Dichters auseinander-

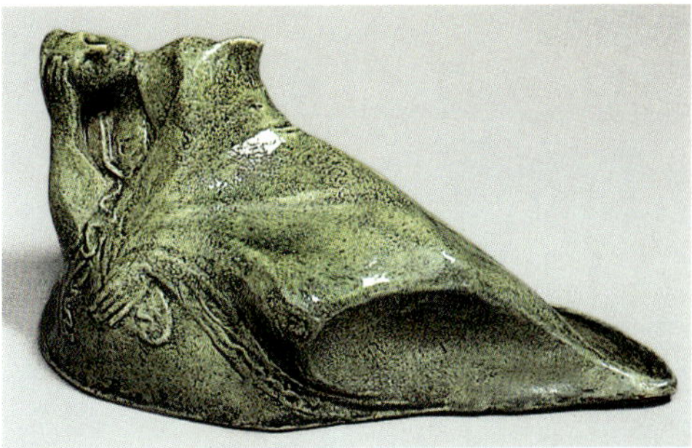

gesetzt. Es ist sehr wahrscheinlich, daß er die kontroverse Debatte um das Goethe-Denkmal von Gustav Eberlein, das 1902 als Stiftung von Kaiser Wilhelm II. für die Stadt Rom in Auftrag gegeben wurde, aufmerksam verfolgte. Vor diesem Hintergrund erscheint das in Mutz-Keramik ausgeführte Figürchen wie ein ironischer Kommentar zur öffentlichen Heroisierung des Dichters. Barlachs Entwurf bot einen Goethe im Miniaturformat, der im bürgerlichen Interieur als Kultobjekt für die private Andacht aufgestellt werden oder eine Verwendung als Briefbeschwerer finden konnte. Gleichwohl ist der *Ruhende junge Goethe* eine durchaus ernstgemeinte und ernstzunehmende Arbeit, deren gestalterische Ansätze in Hinblick auf Barlachs reifes Werk zukunftsweisend erscheinen: Die Gestalt ruht, den Oberkörper an eine flache Bodenerhebung lehnend, in seitlich lagernder Haltung auf der Erde. Der Ellenbogen des rechten Arms ist aufgestützt; der Kopf liegt in der rechten Hand, das Gesicht ist zum Himmel gewendet. Das glatte Tuch eines voluminösen Mantels verhüllt den Körper, dessen Formen sich nur erahnen lassen. Lediglich die Knie, die die Einbuchtung des Gewandes zwischen den Beinen motivieren, zeichnen sich deutlich ab. Straffe Faltenzüge spannen sich von der glatten Fläche des Mantels zu einem Punkt oberhalb der linken Hand und betonen auf diese Weise die Schwere und Festigkeit des Volumens. Im Kontrast zu den großen, fast abstrakt wirkenden Formen des in den Mantel gehüllten Körpers stehen die kleinteilig strukturierten Formen der Hände, der Brustpartie und des Kopfes, dessen Wendung die Lebendigkeit und Ungebundenheit des intellektuellen Strebens zum Ausdruck bringt. Die spitz in den Raum stoßende, den geschlossenen Umriß durchbrechende Form des von der Schulter abstehenden Mantelkragens unterstreicht die in der Figur angelegte Haltung des Sich-Öffnens für geistige Eingebungen, die die Begrenzungen des Daseins im Hier und Jetzt transzendieren.

Symbol der Erkenntnis, um 1905

Kohle auf grünem Papier
25,3 × 24,1 cm; Inv. Nr. Z 1979/10

Die Verknüpfung der Darstellung einer die sichtbare Wirklichkeit abbildenden mit einer das Geistige eines Vorgangs symbolisierenden Bedeutungsebene ist ein Kennzeichen vieler früher Arbeiten von Barlach. In dieser Zeichnung sind die Ebenen klar auf die obere und untere Zone des Blattes verteilt und durch eine horizontale Linie voneinander geschieden. In der oberen Zone erkennt man den Kopf eines Jünglings, der sich über die aufgeschlagenen Seiten eines

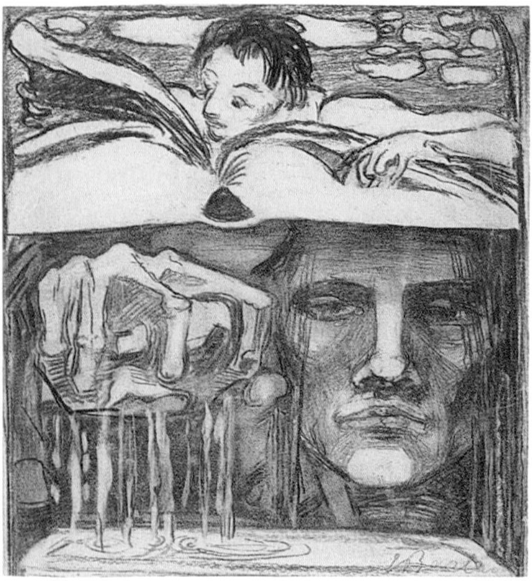

riesigen Buches beugt. Der Gesichtsausdruck und die Haltung der Hände, die in die Buchseiten hineingreifen, machen deutlich, wie sehr den Lesenden die Lektüre fesselt. In der unteren Zone ist das Antlitz einer Frau zu sehen, die den Betrachter mit dem unbeweglichen Blick einer Gottheit fixiert. Neben ihrem von eherner Strenge gezeichneten Gesicht erscheint im Vordergrund eine große, knochige Hand, die in hartem Zugriff eine Frucht auspreßt, deren Saft in ein Becken fließt. Es geht in dieser Zeichnung also um den Vorgang des Lesens, des Lernens, des Erkennens und um die Visualisierung einer zwiespältigen Erfahrung, die für den Menschen in der Zeit des Erwachsenwerdens mit diesem Vorgang verbunden ist: Der Erwerb von Wissen, der das Erkennen ermöglicht, wird vom Menschen nicht immer als Bereicherung des Fühlens und Denkens erlebt; er kann vielmehr auch als schmerzlicher Verlust empfunden werden, wenn er den Erkennenden dazu zwingt, sich der Haltlosigkeit seiner erworbenen und für wahr erachteten Vorstellungen bewußt zu werden. So läßt sich die Zeichnung auch als Ausdruck einer Erfahrung lesen, die Barlachs eigenes Lebensgefühl prägte: der Erfahrung einer schweren geistigen Krise, die einsetzte, als der junge Künstler in den Jahren vor der Jahrhundertwende die vormals als verbindlich erachteten religiösen und philosophischen Grundlagen seiner Weltanschauung zu bezweifeln begann, ohne in seiner Sehnsucht nach einer metaphysischen Sinngebung seiner Existenz eine neue Orientierung zu finden.

Kopf einer Säuferin, 1906

Bleistift

16,6 × 10,1 cm; Inv. Nr. Z 1987/1

Während seiner Studienjahre in Hamburg, Dresden und Paris hatte Barlach das Skizzieren von Gestalten und Szenen des Alltagslebens aus eigenem Antrieb als permanente Übung betrieben. In diesen Zeichnungen fand der junge Künstler immer wieder eine Bestätigung seines Gestaltungswillens, der ihm im routinierten Betrieb der akademischen Ausbildung gelegentlich verloren zu gehen drohte. Als Inspirationsquelle für seine von den künstlerischen Zielsetzungen des Symbolismus und des Jugendstils beeinflußten Arbeiten der Jahre um 1900 erwies sich die sichtbare Welt des zeitgenössischen Alltags, die er in seinen Skizzenbüchern nach wie vor im Blick hatte, allerdings als nur bedingt brauchbar. Die Anregungen für seine phantastischen Gestalten und Kompositionen mit ihren allegorischen und symbolischen Bezügen schöpfte Barlach nun vorrangig aus der geheimnisvollen Welt der Märchen und Mythen.

Erst durch die Eindrücke während seiner zweimonatigen Reise nach Südrußland im Jahr 1906 fand Barlach einen überzeugenden Weg zur Darstellung des Menschen in seiner sinnlich wahrnehmbaren Erscheinung, die er nun mit künstlerisch geschultem Blick als Ausdruck anrührender seelischer Erlebnisse zu gestalten verstand. In dem von einer latent revolutionären Stimmung geprägten Alltagsleben der russischen Dörfer und Städte hatte Barlach Menschen – Arbeiter, Bauern, Marktfrauen, Popen und Bettler – vor Augen, die es gewohnt waren, ihre jeweilige Gemütsverfassung in einer für westeuropäisches Empfinden ganz ungewöhnlichen Intensität auszusprechen und auszuleben. Bei aller – durch mangelnde Kenntnis der russischen Sprache, der Sitten und Gebräuche bedingten – Fremdheit empfand der Künstler doch auch eine verblüffende Vertrautheit mit diesen einfachen Menschen, die ihr Leiden an der vorgefundenen Realität und ihre Sehnsucht nach einem besseren Leben so offen artikulierten. In einer Fülle von Taschenbuchskizzen porträtierte Barlach die Gesichter junger und alter Männer und Frauen, um sich mit den prägnanten Merkmalen ihrer Physiognomie vertraut zu machen und im Allgemeinen das Besondere

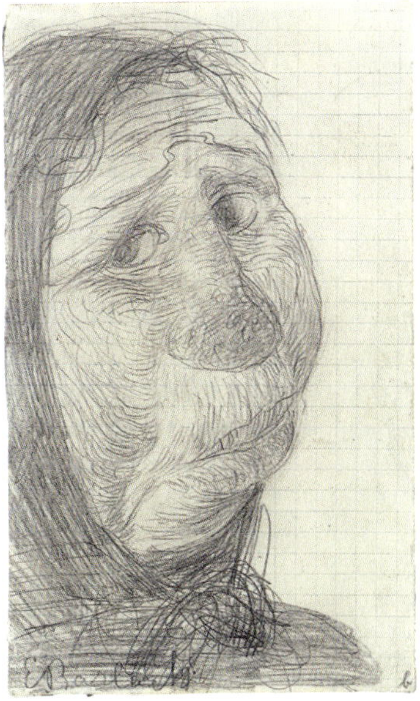

ihrer Individualität zu finden. Als charakteristische Merkmale des russischen Menschentyps notierte er eine niedrige Stirn, wulstige Augenbrauenbögen, schmal geschnittene Augen, eine kurze, breite Nase, großflächige Wangenpartien mit kräftig ausgebildeten Knochen und einen breiten Mund mit bogenförmig gespannten Lippen.

Auch in dem als Bleistiftskizze angelegten Bildnis der *Säuferin* arbeitete Barlach mit kurzen, gebogenen Strichen die plastischen Merkmale der typischen Gesichtszüge heraus. Zugleich entdeckte er im Antlitz dieser alten Frau, die den Betrachter mit einem schmerzlichen, furchtsamen, fragenden Blick ansieht, den individuellen Ausdruck für einen von tiefem Leid und von der Hoffnung auf Erlösung geprägten seelischen Zustand.

Brief an Karl Barlach vom 6. 10. 1920

Tinte auf kariertem Papier
Inv. Nr. Au 1969/3

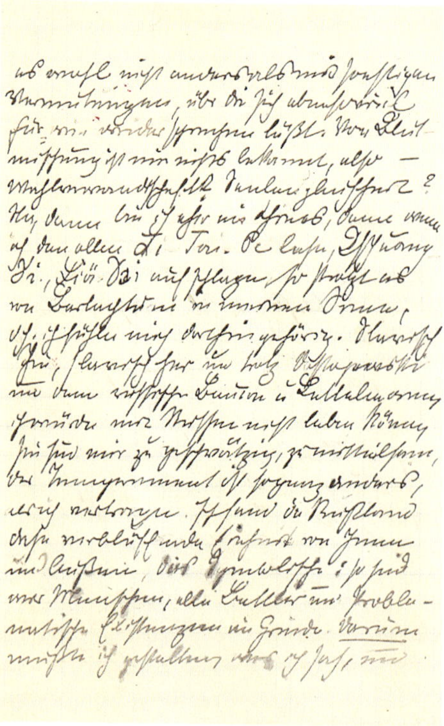

In der umfangreichen Autographen-Sammlung des Ernst Barlach Hauses befindet sich dieser Brief, in dem Barlach die Bedeutung der während der Rußlandreise gewonnenen Einsichten für seine künstlerische Arbeit in einer berühmt gewordenen Formulierung beschrieb:

»Ich fand in Rußland diese verblüffende Einheit von Innen und Außen, dies Symbolische: So sind wir Menschen, alle Bettler und problematische Existenzen im Grunde. *Darum* mußte ich gestalten, was ich sah, und natürlich wuchs in mir unter dem leidenden, simplen, sehnenden, aus sich heraus verlangenden und darum lasterhaften, dem Trunk, Gesang, Musik verfallenen Menschen ein brüderliches Gefühl. Dieses Gefühl aber gilt allen denen, die so – d.h. verfallen, verflucht, in sich zerfallen sind – und ihrer sind unendliche überall, bloß: der Slawe scheint es, es schreit aus ihm, er zeigt es, wo andre verbergen… .«

Barlachs Empfindung des Mitleidens mit den russischen Bauern und Bettlern begründete sich aus einer anderen Perspektive als der eines Reisenden, der aus der Position der Überlegenheit heraus die Not der in der Fremde heimischen Bevölkerung wahrnimmt. In den Äußerungen von Freude und Leid, von Frömmigkeit und Wut, von Demut und Rebellion, mit denen die verarmten, häufig zum Leben auf der Straße verurteilten Menschen auf ihre Situation reagierten, entdeckte Barlach eine enge Verwandtschaft mit den Gemütszuständen seines eigenen Bewußtseins als Außenseiter der Gesellschaft. Die Erfahrung von Ohnmacht und Orientierungslosigkeit sowie des Ausgeschlossenseins als Grundkonstanten des eigenen Lebensgefühls teilte Barlach mit vielen zeitgenössischen Künstlern, deren literarische und bildkünstlerische Schöpfungen dem deutschen Expressionismus zuzuordnen sind. Die historischen Ursachen für diese Erfahrung lagen in den vielfach als bedrohlich empfundenen Prozessen der sich dynamisch entwickelnden Industriegesellschaft des Wilhelminischen Reiches, die im ökonomischen, politischen und sozialen Bereich zu gewaltigen Veränderungen führte und in der Folge ernste Krisen einleitete. Die Neuorientierung von Wissenschaft und Philosophie im späten 19. Jahrhundert, die die Infragestellung der tradierten Wertmaßstäbe und Weltbilder bewirkte, trug entscheidend zur Verunsicherung vieler Künstler bei. Dem positivistischen Glauben an den unaufhaltsamen Fortschritt von Staat und Gesellschaft begegneten sie mit tiefer Skepsis; die Moral der selbstgerechten, vermeintlich aufgeklärten Bürger, die sich als Fürsprecher humaner Werte verstanden und in der Verfolgung ihrer materialistischen Ziele doch nur der instrumentellen Vernunft der modernen Konkurrenzgesellschaft unterwarfen, erschien ihnen als verlogene Fassade. Im Bekenntnis zum Leiden an den vorgefundenen Zwängen des Lebens, zur Sehnsucht nach einer geistigen, sinnbezogenen Existenz und zum Wissen um die Unzulänglichkeit der eigenen Sinnkonzepte lag für Barlach die Einsicht in eine fundamentale Wahrheit der menschlichen Existenz, der er in seinen Bettler-Figuren sinnbildliche Gestalt zu geben versuchte.

Russisches Steppendorf mit Windmühlen, 1906

Kohle
27,1 × 34,8 cm; Inv. Nr. Z 1979/14

Bereits in seiner Jugendzeit hatte Barlach aus seinen Beobachtungen in der freien Natur und aus der Betrachtung von Landschaften die geistige Erfahrung eines »Wirklichen ohne Darstellbarkeit« gewonnen (Pr I, S. 20). Viele literarische und zeichnerische Versuche des jungen Künstlers belegen sein intensives Interesse an der künstlerischen Gestaltung der bewegten und bewegenden Kräfte der Natur, in denen er das übersinnliche Geheimnis einer göttlichen Allmacht zu spüren meinte. Auch während seiner Rußlandreise wurde die Landschaft für Barlach zu einem Erfahrungsraum, in dem sich die Wahrnehmung der sichtbaren Realität zu einem überwältigenden geistigen Erleben verdichtete. Dieses Erleben, das Barlach im *Russischen Tagebuch* beschrieben hat, verwies in der Komplexität seiner metaphysischen Spekulationen nun

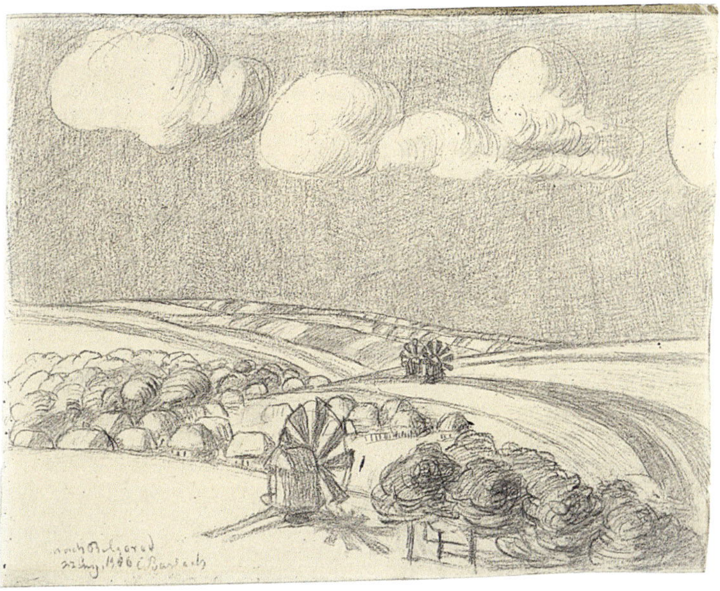

allerdings deutlich auf die Krisenhaftigkeit des Bewußtseins, die der in seiner Suche nach geistiger Orientierung verunsicherte Künstler nicht mehr zu leugnen vermochte. In zahlreichen Zeichnungen versuchte Barlach seine Landschaftseindrücke festzuhalten, wobei er auf das in früheren Jahren häufig eingesetzte Mittel der Anthropomorphisierung der Naturerscheinungen konsequent verzichtete.

Die vorliegende Zeichnung gibt einen Eindruck wieder, der sich Barlach auf der Fahrt von Charkow nach Belgorod einprägte. Von einer Anhöhe gleitet der Blick über eine Landschaft, die sich in sanften Wellen bis zur kargen Horizontlinie dehnt. Die in die Tiefe des Raumes führenden Diagonalzüge werden durch Bäume und eine Ansammlung von Bauernhäusern akzentuiert. Licht- und Schattenstreifen gliedern die kahle Erdoberfläche und lassen die Hebungen und Senkungen zu einem dynamischen Ereignis werden. Drei kleine Windmühlen, die die einzigen Anzeichen menschlicher Betriebsamkeit darstellen, dienen als Maßstab, der die ungeheure Ausbreitung des Landes sichtbar macht. Riesige weiße Wolken schweben am Himmel. Sie unterstreichen die Übermacht der in der Natur wirkenden, die Landschaft formenden Kräfte, die das Streben des Menschen nichtig erscheinen lassen.

Fünf figürliche Studien, 1906
Bleistift
26,6 × 35 cm; Inv. Nr. Z 1979/15

Dieses Einzelblatt stammt aus einem als *Großes Russisches Skizzenbuch* bezeichneten, gebundenen Konvolut von Zeichnungen, das sich heute in der Kieler Kunsthalle befindet. In diesen während der Rußlandreise entstandenen Zeichnungen führte Barlach viele seiner zunächst nur flüchtig angelegten Skizzen sorgfältiger aus, um sie als Grundlage für eine weitergehende künstlerische Bearbeitung zu sichern. Neben Landschaftszeichnungen und Porträtskizzen enthält das Konvolut zahlreiche Figurenstudien, in denen Barlach die neuentdeckte plastische Wirklichkeit der menschlichen Gestalten untersuchte. Mit der Klarheit über den Inhalt der künstlerischen Aussage, die seiner Arbeit eine substantielle Perspektive wies, fand der Künstler während der Rußlandreise auch eine neue Sicherheit in der Erfassung der einfachen Form, die er in den Jahren vor 1906 auf verschiedenen Wegen immer wieder gesucht hatte.

Auf dem vorliegenden Blatt erkennt man eine hastig voranschreitende Bäuerin, eine wasserschöpfende Frau, einen in gewichtiger Haltung stehenden Mann und eine kniende Bettlerin, die sich die Hände wärmt. Die Gestalten sind in jene zeitlos erscheinenden Mäntel, Gewänder und Tücher gehüllt, denen Barlach in seinem *Russischen Tagebuch* die Funktion zuschrieb, einen »vereinfachten Menschentyp« sichtbar zu machen. Im Vergleich zu den vor 1906 entstandenen Blättern erscheint die Strichführung in dieser Bleistiftzeichnung überraschend lapidar und spröde. Die Konturen sind mit großen, energisch gespannten Linien erfaßt. Sparsam gesetzte

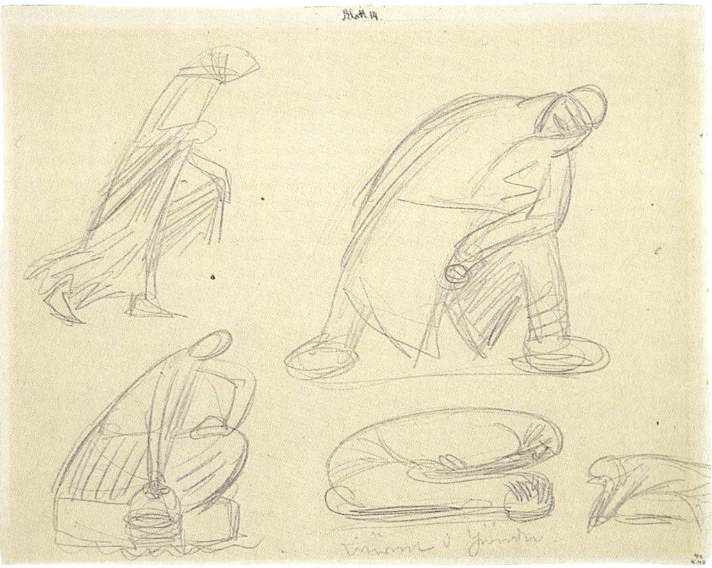

Parallelschraffuren und lockere Spiralschwünge deuten in einem von den anatomischen Details freizügig abstrahierenden Verfahren die Binnengliederung der Körper an und betonen ihre Plastizität. Mit radikaler Ausschließlichkeit ist der Einsatz der Linie auf die Aufgabe bezogen, die Volumina in den Umrissen weniger, einfacher Grundformen zu erfassen und so im Erscheinungsbild der menschlichen Gestalten jene wesentlichen Merkmale der Körperhaltungen und -bewegungen zu finden, die die Kraft besitzen, seelisches Erleben zum Ausdruck zu bringen.

Blinder Bettler, 1906

Steinzeug (Mutz-Keramik)
Glasur in Braun
30,6 × 28,6 × 27,1 cm; Inv. Nr. P 1964/1

Ein junger Mann sitzt im Schneidersitz auf dem Boden. Das vom rund geschnittenen Haar wie von einer flachen Kappe eingefaßte Gesicht ist bittend emporgewendet. Die über den eingefallenen Augenhöhlen geschlossenen Lider lassen erkennen, das der Mann blind ist. Ein voluminöser, kragenloser Mantel hüllt seinen Körper fast vollständig ein und faßt ihn in wenigen, klar überschaubaren Formen und einem geschlossenen Umriß zusammen. Im Kontrast zur Ruhe der glatten Flächen steht die Lebendigkeit der kleinteilig strukturierten Partien: Vor der Brust zeigt sich im dreiecksförmigen Ausschnitt das fein gefältelte, zum Hals in einer runden Kante abschließende Hemd; am Boden hebt sich der Saum des Mantels, so daß die flach auf die Erde gelegten wulstigen Schaftstiefel sichtbar werden. Über den Knien bildet das Gewand zwei große, durch die Kurven des Saumes betonte Wölbungen. Zwischen diesen öffnet sich die Mulde des Schoßes, in der die von beiden Händen gehaltene Bettlerschale liegt. Alle Kompositionslinien laufen in diesem Zentrum zusammen. An den Ärmeln staucht sich das Gewand in kantig geknickten Falten, deren gezackter Verlauf ebenso wie der zur Seite geneigte Kopf die

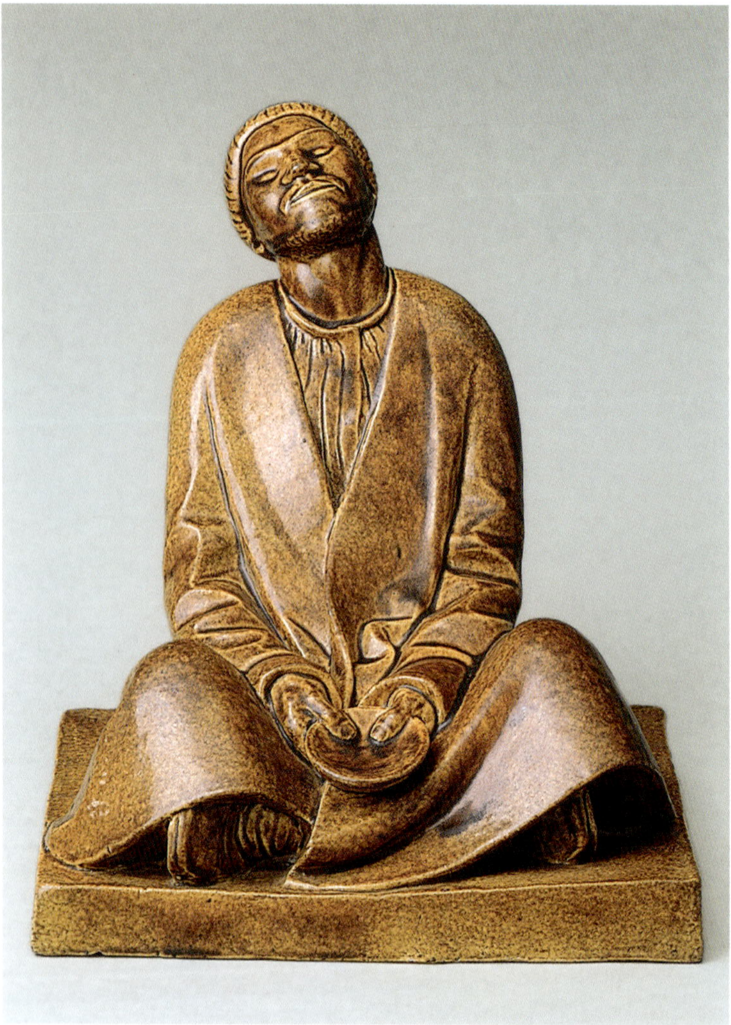

innere Unruhe des Blinden verdeutlichen. Aus der offenen Haltung des Mannes spricht nicht so sehr eine gelassene Schicksalsergebenheit, als vielmehr das drängende Zurschaustellen der eigenen Hilfsbedürftigkeit.

Der »betend lamentierende blinde Bettler« – so nannte Barlach diese in Mutz-Keramik geformte Figur in seiner Autobiographie – entstand, nachdem der Künstler aus Rußland nach Berlin zurückgekehrt war. 1907 wurde die Figur auf der 13. Ausstellung der Berliner Secession gezeigt und erregte ebenso wie die *Russische Bettlerin mit Schale* erstmals das ernsthafte Interesse von einigen Künstlern und Kritikern. Der Bildhauer August Gaul stellte den Kontakt zu dem einflußreichen Kunsthändler Paul Cassirer her, der Barlach 1908 unter Vertrag nahm und damit von schweren Existenzsorgen befreite.

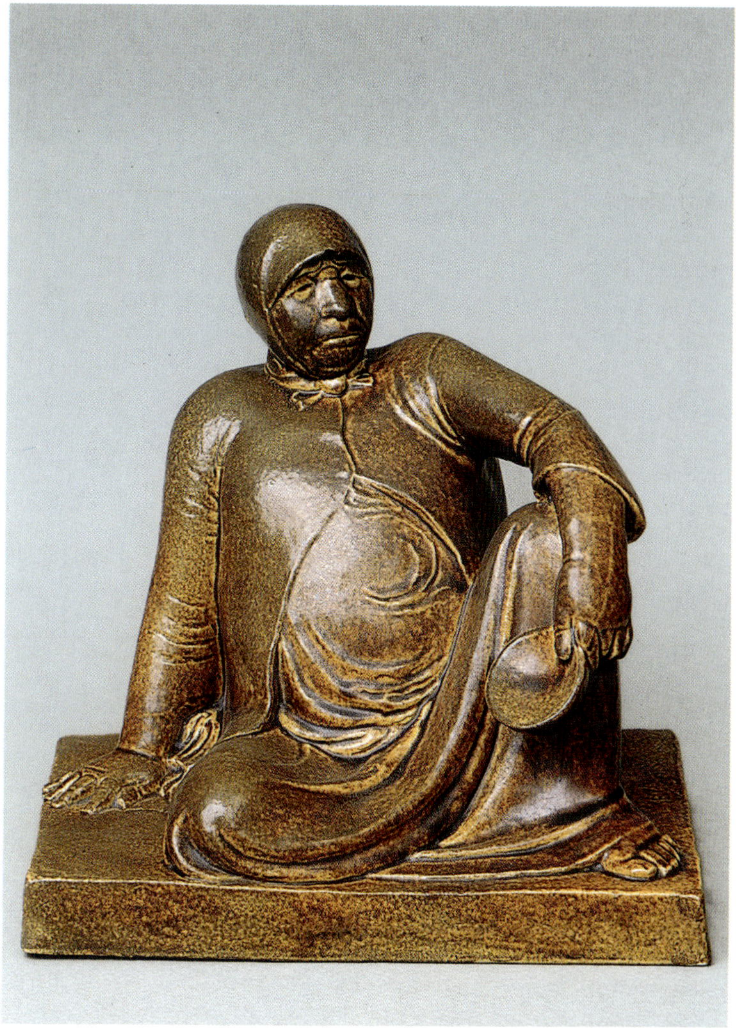

Russische Bettlerin mit Schale, 1906

Steinzeug (Mutz-Keramik)
Glasur in Braun
29,1 × 30 × 23,6 cm; Inv. Nr. P 1966/5

Eine alte Frau sitzt in einer selbstbewußten, gelassenen Haltung auf der Erde. Unter dem bis zu den nackten Füßen reichenden Gewand zeichnen sich die angewinkelten Beine ab; das rechte Bein ist flach auf den Boden gelegt, das linke senkrecht aufgestellt. Die Bettlerin trägt über ihrem langen Kleid eine knapp sitzende, am Hals zugeknöpfte Jacke, die sich in Brusthöhe über der mächtigen Wölbung des Leibes zu beiden Seiten weit öffnet. Der Kompaktheit des Rumpfes entsprechen die kräftigen Rundungen der gedrungenen Gliedmaßen. Der gerade ausgestreckte rechte Arm mit der fest auf dem Boden aufliegenden Hand bietet dem Körper eine wirksame Stütze. Der linke Arm ruht auf dem aufgestellten Bein; die Hand, die die Bettlerschale hält, hängt lässig herab. Die geraden und die gebogenen Röhrenformen der Arme und die Wölbungen des über die Beine gespannten Gewandes fügen sich zu einer die Rundung des Bauches betonenden Ordnung, die durch die in großen Kurven schwingenden Faltenzüge dynamisiert wird. Die aufrechte Haltung des nach links gewendeten Kopfes läßt Stolz erkennen. Das von einem Tuch gerahmte, faltige Gesicht zeigt einen skeptischen, fast grimmig wirkenden Ausdruck. Diese Frau artikuliert mit ihrer Körperfülle den Willen zur Selbstbehauptung; sie weigert sich, das von der Gesellschaft über sie verhängte Urteil der Nutzlosigkeit zu akzeptieren.

Barlach formte diese Figur nach dem realen Vorbild einer Bettlerin, die er in Rußland intensiv beobachtet und wiederholt gezeichnet hatte. In einem Brief an Wilhelm Radenberg schrieb er am 8. August 1911: »Die Natur hat Feierlichkeit und Behagen, Groteskes und Humor oft in einem Objekt und in einer Linie. Wenn Sie hier meinen Empfindungen mißtrauen, bitte ich Sie, z.B. die Bleistiftskizze in dem russischen Skizzenbuch – die ›fette Bettlerin‹ – mit der daraus gewordenen Skulptur zu vergleichen. Ich habe nichts verändert von dem, was ich sah, ich sah es eben so, weil ich das Widrige, das Komische und (ich sage es dreist) das Göttliche zugleich sah« (Br I, S. 375).

Trotz der naturalistischen Genauigkeit, mit der Barlach die russische Prägung im Erscheinungsbild der beiden Figuren herausarbeitete, wäre es verfehlt, den *Blinden Bettler* und die *Russische Bettlerin mit Schale* als Genrefiguren zu bezeichnen. Die Bedeutung der Darstellungen erschöpft sich nicht in der Schilderung des regional definierten Milieus und der Befindlichkeit von Menschen, die unter ihrer sozialen Ausgrenzung leiden. Durch die künstlerische Organisation der vereinfachten und monumentalisierten plastischen Formen werden die beiden Bettlerfiguren mit ihren Körperhaltungen des Sich-Auslieferns und des Sich-Behauptens, der hilflosen Erwartung und der kraftvollen Ablehnung vielmehr zu ausdrucksstarken Sinnbildern für geistige Vorgänge, die in ihrer Gegensätzlichkeit aufeinander bezogen und der Erfahrung jedes Menschen gleichermaßen zugänglich sind.

Russische Bettlerin II, 1907

Bronze (Guß vor 1935)
23 × 41,8 × 18,2 cm; Inv. Nr. P 1935/7

Eine schlanke Frau sitzt auf der Erde und bittet demütig um Almosen. Der Kopf, die Schultern und die Arme sind in ein großes Umschlagtuch gehüllt, das die Körperformen summarisch zu einem fast abstrakten Gebilde zusammenfaßt. Über den ausgestreckten, in den Knien leicht gebeugten Beinen spannt sich ein bis zu den Füßen reichendes Gewand. Die Bettlerin stützt sich mit der rechten Hand auf den Boden und beugt ihren Rumpf so tief nach unten, daß das Gesicht nicht zu erkennen ist. Das linke Bein dient als Stütze für den ausgestreckten linken Arm, der die große, wie eine Schale geöffnete Hand in einer drängenden Gebärde bis zu den Füßen nach vorn schiebt. Der gebeugte Rumpf und der Kopf der Frau sind durch das verhüllende Tuch zu einem einheitlichen Umriß zusammengefaßt, der sich in einem großen Bogen krümmt. In gegenläufiger Richtung formt der ausgestreckte Arm und die geöffnete Hand eine flach gespannte, nach oben geöffnete Kurve. Der Ausdruck einer zur äußersten Verleugnung der Individualität gesteigerten Selbsterniedrigung verbindet sich mit dem Aus-

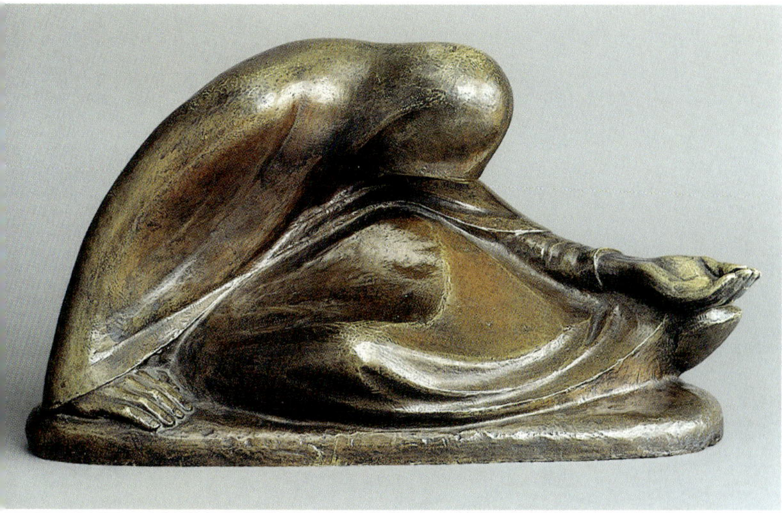

druck des inständigen Flehens, in dem leise ein fordernder Ton mitschwingt.

Äußerst konsequent ist das Gewand als Mittel der radikalen Vereinfachung und Zusammenfassung der Körperformen gestaltet. Die konvex und konkav gewölbten Flächenpartien setzen sich in Furchen und Graten voneinander ab, deren kurviger Verlauf die großen Bögen der Umrißlinie in paralleler Führung oder komplementärer Ergänzung betont. Auf alle naturalistischen Details, die die Besonderheiten des Gesichts, des Körpers und des Gewandes hervorheben könnten, wird verzichtet. Der Faltenbildung des Gewandes kommt keinerlei formaler Eigenwert zu; sie dient ausschließlich der Zielsetzung, das Eindringliche der Haltung und Gebärde zu verstärken. Auch die Gestaltung der Körperformen, deren Proportionen von den anatomischen Gegebenheiten des natürlichen Körpers abweichen, lassen die Steigerung ins Expressive erkennen. Der linke Arm ist stark gedehnt, die linke Hand ist ungewöhnlich groß. Aufgrund der konsequenten Durchbildung der Form als Ausdrucksträger eines seelischen Vorgangs ist die *Russische Bettlerin*, die in einer kleineren Fassung auch in Mutz-Keramik geformt wurde, berühmt geworden. In Barlachs plastischem Œuvre verdeutlicht sie auf prägnante Weise den Durchbruch zu einem Stil, der nun eindeutig als expressionistisch bezeichnet werden kann.

Russisches Liebespaar, 1907

Bleistift, Feder und Pinsel in Schwarz
44,4 × 58,7 cm; Inv. Nr. Z 1993/3

Die Zeichnung zeigt im Vordergrund die groß ins Bild gesetzten Figuren eines russischen Bauern und einer Bäuerin, die sich in der freien Natur niedergelassen haben. Das Paar lagert auf einer Anhöhe über einer tieferliegenden Flußlandschaft. In sanften Wellen dehnt sich diese bis zur hohen Horizontlinie in die Tiefe des Raumes. Das helle Band des Flusses, der sich in Biegungen durch das Land schlängelt, akzentuiert den Zug in die Tiefe. Zarte Linien, die Wege markieren, paraphrasieren die Schwingungen des Flußlaufes. Herden grasender Tiere, strohgedeckte Bauernhäuser und Bäume sorgen

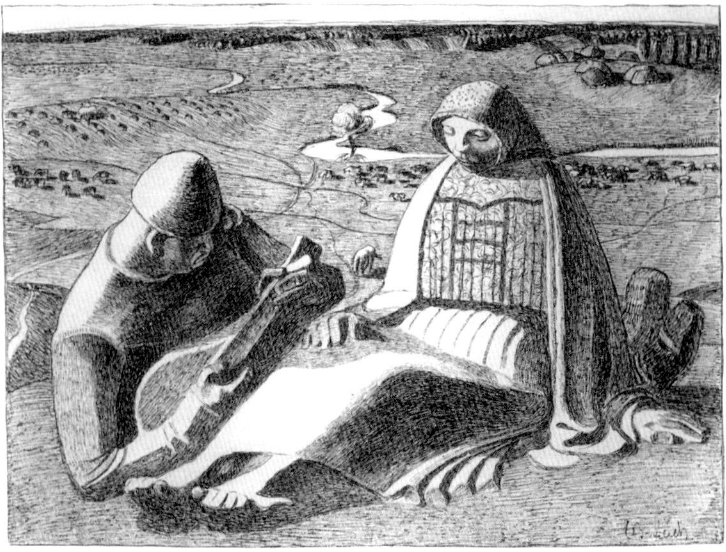

für eine Belebung der Flächen und dienen in ihrer bis zu einem Punkt zusammenschrumpfenden Größe als Maßstab, der die räumliche Ausdehnung für die Wahrnehmung erschließt.

Das Bauernpaar hat der Landschaft den Rücken zugewendet. Der Mann ruht mit ausgestreckten Beinen, halb liegend, halb sitzend, auf dem Boden und konzentriert sich auf das Spiel der Bandura. Die junge Frau sitzt in gegenläufiger Richtung vor ihm und lauscht mit gesenktem Kopf in gesammelter Haltung den Klängen der Musik. Das Erlebnis der Weite der Landschaft lenkt die Gedanken der Menschen auf die Begrenztheit und die Schwere ihres eigenen Daseins und führt damit zu seelischen Spannungen, die sich in einer von Schwermut erfüllten Melodie ausdrücken und lösen.

Die bildmäßige Ausführung dieser Zeichnung legt die Vermutung nahe, daß das Blatt vom Künstler für den Abdruck in einer illustrierten Zeitschrift vorgesehen war. Dicht aneinandergesetzte kurze Striche des trockenen Pinsels, die den Wölbungen der Körperformen folgen, bilden größere Schattenzonen, die im Kontrast mit den weißen Flächen das plastische Volumen der Körper für das Auge erfaßbar machen. Eine starke Verfestigung und Vereinfachung der Formen, die die Figuren nicht wie lebende Menschen, sondern wie Skulpturen wirken läßt, betont ihre Vereinzelung. Barlach orientierte sich bei der Zeichnung dieser Figuren wohl an der Vorlage einer plastischen Skizze, deren Komposition er in der endgültigen Ausformung allerdings noch veränderte.

Kopf eines russischen Bauern, 1906/07

Holz (Kiefer)
10,7 × 6,2 × 3,2 cm; Inv. Nr. P 1996/1

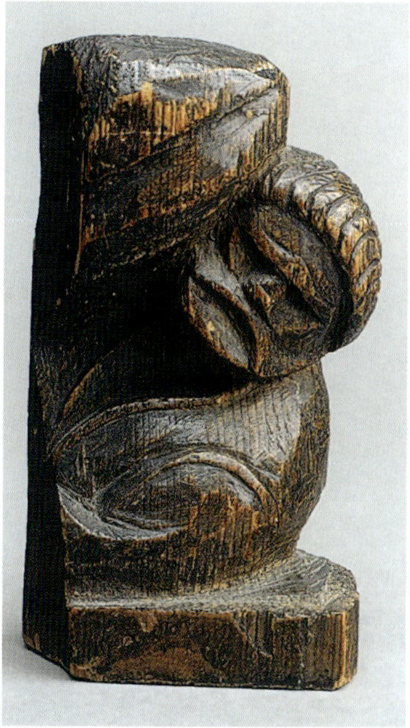

Zur Übung und als Gelegenheitsarbeit schnitzte Barlach aus einem kleinen Holzstück das Relief mit dem Brustbild eines russischen Bauern, der sich mit seiner Schulter gegen eine schwere Last stemmt. Der Überlieferung zufolge diente das Relief als Verzierung einer Buchstütze, die der Künstler seinem Jugendfreund Friedrich Düsel zum Geschenk machte. Das Gesicht des Bauern, dessen angestrengter, grimmiger Ausdruck karikaturhaft übersteigert erscheint, entspricht der Beschreibung der Physiognomie eines jungen Mannes, die Barlach in seinem *Russischen Tagebuch* notierte: »Die Augbrauenlinie war ihm scharf unter der massiven Stirn quer über den Nasenrücken weggeführt, die dicke, kurze Nase war ein wenig hochgestülpt, und die Oberlippe stand wulstig über der Unterlippe… Die Augen lagen tief verborgen im Schatten der Felsenstirn und wirkten von vorn nicht anders als Schatten« (Pr I, S. 249).

Bereits in den Jahren vor 1906 hatte sich Barlach in autodidaktischen Versuchen mit der künstlerischen Bearbeitung von kleineren Holzstücken beschäftigt. Möglicherweise stand ihm dabei das Vorbild der dem Symbolismus nahestehenden Künstler Paul Gauguin, George Minne, Aristide Maillol und Georges Lacombe vor Augen. Die Ablehnung der als konventionell empfundenen Glätte der in der Skulptur des 19. Jahrhunderts vorherrschenden Materialien Bronze und Marmor und die Hinwendung zur einheimischen Volkskunst, zur Kunst der ozeanischen Naturvölker sowie zur mittelalterlichen Plastik hatte dazu geführt, daß diese Künstler Holz für ihre bildhauerischen Arbeiten verwendeten.

In den Jahren 1907 und 1908 begann sich Barlach intensiv mit diesem Werkstoff auseinanderzusetzen, und schon bald wurde Holz sein bevorzugtes bildhauerisches Material, das er wegen der Einfachheit und Ursprünglichkeit schätzte und das ihm zudem eine von fremdbestimmten, technischen Herstellungsprozessen völlig unabhängige Gestaltung ermöglichte. Von 1908 an blieben die spezifischen Eigenschaften der Bronze für viele Jahre außerhalb der Reichweite seiner künstlerischen Formüberlegungen. Erst 1930 stimmte Barlach der Anregung des Kunsthändlers Alfred Flechtheim zu, eine Auswahl von Gipsmodellen in Bronze gießen zu lassen. Zeit seines Lebens blieb die Liebe des Künstlers zum Werkstoff Holz lebendig. In der Tat gehören die Holzskulpturen aufgrund der Authentizität der künstlerischen Handschrift zu den herausragenden Werken von Barlachs vielseitigem Œuvre.

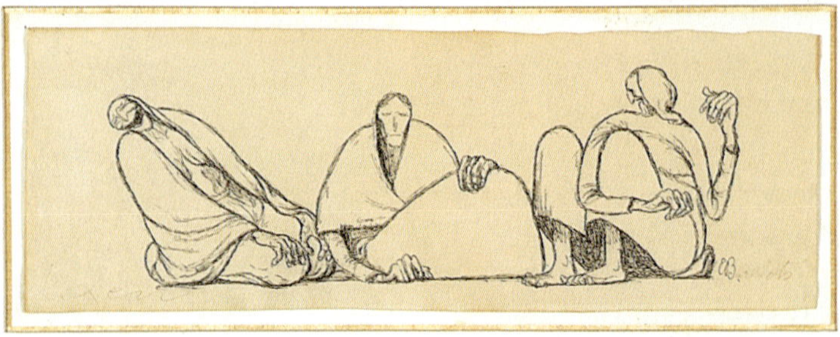

Drei Hexen, 1908

Feder in Schwarz

16,5 × 47 cm; Inv. Nr. Z 1998/1

Die Erfahrung einer tiefen Entfremdung, die Barlachs Lebensgefühl prägte, fand ihren Ausdruck in der auf vielfältige Weise gestalteten Vorstellung, daß das menschliche Leben von unerklärlichen göttlichen und dämonischen Kräften beeinflußt werde. »Ich bin viel Christ, viel Heide, viel Buddhist, viel, viel sonst. Nordisch, gespenstisch, hexensüchtig, sehr nebulösunklar, am meisten chaotisch«, notierte der Künstler 1916 in einem Skizzenbuch.

Die Darstellung von Hexen interessierte Barlach schon als junger Künstler und beschäftigte seine Phantasie bis in das Spätwerk hinein. Hexerei ist in Barlachs Vorstellung häufig eine Metapher für die Fügungen des Lebens, für Wesenszüge und Stimmungen, die dem Menschen als Schicksal widerfahren und ihn gefangennehmen. Doch auch in einer ganz anderen Rolle sind Hexen in Barlachs Werk präsent: Als weise Frauen, die die Gewißheiten des Alltagsbewußtseins in Frage stellen, die mehr sehen und mehr wissen als ihre Mitmenschen, erleiden die Hexen das Schicksal von unschuldigen Opfern. Von der Gemeinschaft der Menschen, die das Unheimliche nicht auszuhalten vermögen, werden sie ausgegrenzt und verfolgt. In dieser Rolle sind die Hexen die Verbündeten aller Einzelgänger und Außenseiter der Gesellschaft, zu denen für Barlach auch die Künstler zählen.

Während seiner Reise durch Rußland hatte Barlach immer wieder sitzende, hockende und kniende Bettlerinnen skizziert. In einigen Zeichnungen der Jahre 1907 und 1908 verwandelte er diese Figuren in alte Frauen mit hexenhaften Zügen. Die Beobachtung, daß die Erfahrung eines bösen Schicksals bei den Ausgestoßenen der Gesellschaft zum tiefen Haß auf die Welt führen kann, mag der Ausgangspunkt für den künstlerischen Vorgang der Mythisierung eines aus der Beobachtung der Realität gewonnenen Motivs gewesen sein. Im bildhauerischen Werk blieb das Motiv der hockenden Hexen lange unbeachtet. Erst in der Zeit des Nationalsozialismus, als alles nonkonformistische Denken und Verhalten der Menschen der Verfolgung ausgesetzt war, ließ sich Barlach durch diese Hexendarstellungen zu plastischen Entwürfen anregen: Aus der mittleren Figur der vorliegenden Zeichnung wurde 1933 die *Hockende Alte*; die linke Figur diente 1936/37 als Vorlage für die *Lachende Alte* (vgl. S. 113).

Aus dem Kommissionsbericht der Übersichtigen, 1907

Kohle, Feder in Schwarz
44,8 × 57,6 cm; Inv. Nr. Z 1964/2

Schon als junger Künstler besaß Barlach ein sicheres Gespür für die freiwillige und unfreiwillige Komik, die sich aus der ästhetischen Konfrontation einer idealen Sphäre des Schönen und Erhabenen mit der realen Welt des Häßlichen und Trivialen ergeben kann. In zahlreichen Blättern, die als Beiträge für die illustrierten Zeitschriften *Fliegende Blätter* und *Jugend* entstanden waren, stellte Barlach seine Begabung und seine Produktivität als humoristischer Zeichner unter Beweis. Nachdem er sich im Jahr 1905 entschieden hatte, als freier Künstler in Berlin zu leben, bemühte er sich erneut darum, mit der Veröffentlichung von Zeichnungen in illustrierten Zeitschriften Geld zu verdienen. Doch erst 1907 hatte er mit seiner Bewerbung als Zeichner für das berühmt-berüchtigte satirische Wochenblatt *Simplicissimus* zum ersten Mal Erfolg. Im Unterschied zum versöhnlich gestimmten Humor der früheren Arbeiten zeichnen sich Barlachs Beiträge für den *Simplicissimus*, in denen er Stellung zum aktuellen politischen Geschehen nahm, durch ihre beißende Schärfe aus. Ein Beispiel gibt das vorliegende Blatt, das am 25. November 1907 veröffentlicht wurde: Im Vordergrund erblickt man drei Mitglieder einer staatlichen Untersuchungskommission, die auf der Suche nach sozialen Mißständen an den Rand einer Großstadt gelangt sind. Im Hintergrund werden ein Riesenrad und die Zelte eines vielbesuchten Rummelplatzes sichtbar; am Horizont zeichnet sich die Silhouette der Großstadt mit ihren Wohnhäusern, ihren Türmen und Fabrikschloten ab. Äußerst kritisch und zugleich höchst befriedigt starren die drei korrekt gekleideten Beamten in den Himmel und »übersehen« dabei die Not der in den Grabkammern eines Friedhofs hausenden Menschen, die sie buchstäblich mit Füßen treten. Die Entschlossenheit, mit der die Stützen der wil-

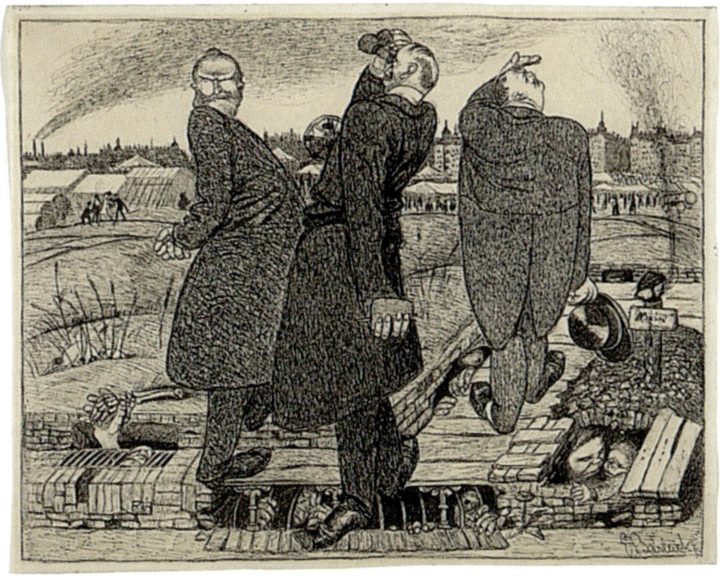

helminischen Gesellschaft die Massenarmut und das damit einhergehende Elend der arbeitenden Bevölkerung verharmlosten, wird durch die karikierende Übertreibung der Körperhaltungen als brutal und zugleich als lächerlich entlarvt. Der scheinheilige Report der Untersuchungskommission, den die Bildunterschrift zur veröffentlichten Zeichnung mitteilt, lautet: »Soweit das Auge reicht, begegnet es Bildern der Fröhlichkeit und der Zufriedenheit.«

Der Bürgerfreiheit eine Gasse, 1908

Kohle, Feder in Schwarz
29,5 × 41 cm; Inv. Nr. Z 1997/1

Von den zahlreichen Zeichnungen, die Barlach für die satirische Zeitschrift *Simplicissismus* gestaltete, wurden lediglich acht Blätter veröffentlicht. Angesichts des nur bescheidenen Erfolgs und in der Hoffnung, künftig mit freier künstlerischer Arbeit seinen Lebensunterhalt verdienen zu können, stellte Barlach im Herbst des Jahres 1908 seine Arbeit für den *Simplicissimus* ein. Dessen Redaktion publizierte die vorliegende Zeichnung als letzten Beitrag des Künstlers am 17. August 1908. Das Blatt zeigt im Brustbild drei nebeneinander stehende Männern, die durch ihre Kleidung sowie durch ihre Haar- und Barttracht als honorige, wohlsituierte Bürger gekennzeichnet sind. Wie in Erwartung eines herannahenden Ereignisses blicken die Herren mit angestrengter Miene in verschiedene Richtungen. Zögernd hält der korpulente Mann in der Mitte ein zerbrechliches Fähnchen in die Höhe. Die Bildunterschrift gibt die notwendige Erläuterung zu dieser Darstellung: »Und nun, ihr Freunde, wenn sich kein Polizist zeigen sollte, wollen wir unser Banner entfalten!« Es handelt sich hier also um drei typische Untertanen des wilhelminischen Obrigkeitsstaates, die bei der Artikulation ihrer freiheitlichen Gesinnung sehr genau nach den Grenzen des Erlaubten Ausschau halten. Die Zeichnung stellt in karikaturistischer Pointierung die saturierten, autoritätsgläubigen Zeitgenossen bloß, durch die sich Barlach zeit

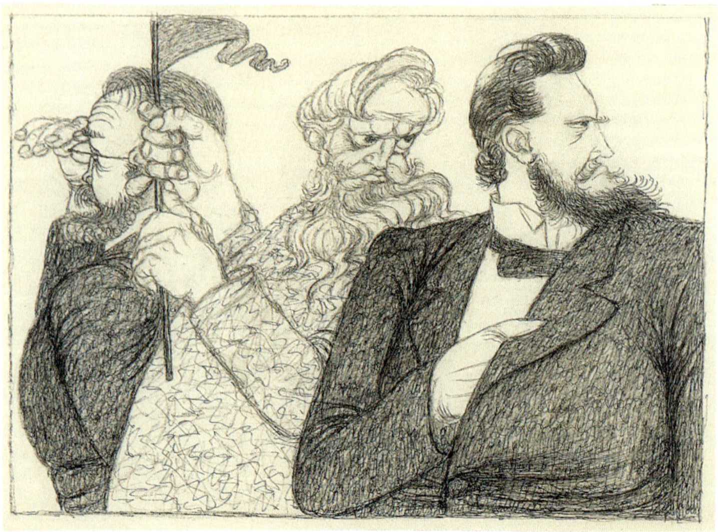

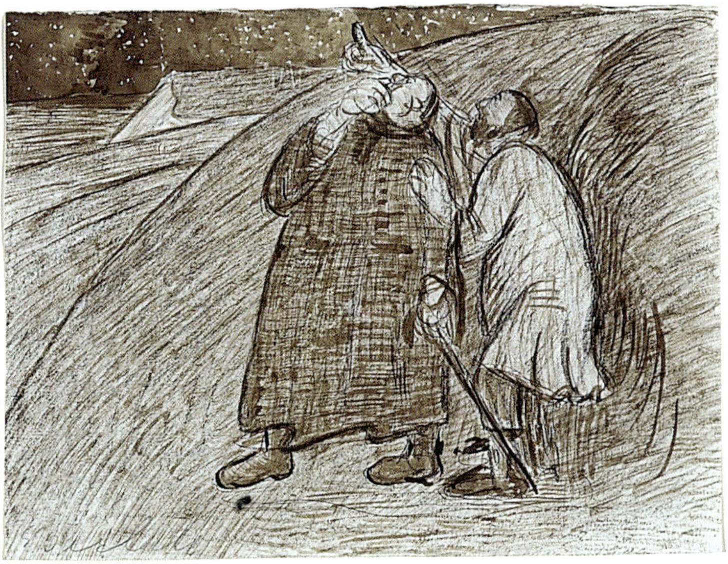

seines Lebens in die Rolle des Außenseiters gedrängt sah. Aus seiner Opposition gegen die in engstirnigen Nützlichkeitserwägungen befangenen Philister, die angepaßtes Handeln als aufgeklärt und visionäres Denken als unvernünftig betrachteten, begründete sich das für den Expressionismus charakteristische Interesse am ›Wilden‹, am ›Primitiven‹ und am ›Barbarischen‹. Diese Qualitäten entdeckte Barlach vornehmlich in den elementar wirkenden Reaktionen von Menschen, die durch die Erfahrung von Grenzsituationen in ihrer Selbstsicherheit erschüttert waren. Nur in einem Verhalten, das sich über die bürgerlichen Konventionen des beherrschten, gemäßigten Betragens hinwegsetzte, vermochte er den Ausdruck eines authentischen inneren Erlebens des Menschen zu erkennen, das eine allgemeinere, das Persönliche überschreitende Geltung beanspruchen konnte.

Die Sterndeuter, 1909

Kohle, Feder in Schwarz und Pinsel in Schwarz-Braun

23,5 × 31,9 cm; Inv. Nr. Z 1957/2

Während der Rußlandreise hatte Barlach wichtige künstlerische Einsichten gewonnen, die es ihm in seiner Arbeit nun möglich machten, sich auf die Welt des Sichtbaren als Verständigungsbasis zu beziehen, ohne sich dabei der idealisierenden Sicht des 19. Jahrhunderts oder einem vordergründigen Naturalismus anzuschließen. In der zeichnerischen und plastischen Ausführung der Bauern- und Bettlerfiguren, die ab 1906 in Berlin entstanden, folgte der Künstler seiner Erkenntnis, daß das Bestreben, die menschliche Figur in ihrer Unvollkommenheit und zugleich in ihrer Würde, in ihrer Begrenztheit und in ihrer Größe zu gestalten, zu einer Vielzahl von Ausdrucksformen für die unterschiedlichen seelischen Erlebnisse führen müsse: »…das Treiben in uns ist Gottes Treiben – Mühen, Sehnen, Kämpfen, Hoffen, Erbauen, Jauchzen, Wüten – selbst…

Alles ist wahr, was aus innerem Erleben keimt« (Br I, S. 485).

Nach einer Phase der intensiven Verarbeitung der Rußland-Motive befand sich der Künstler seit 1908 auf der Suche nach neuen Anregungen. In seiner Suche nach urwüchsigen, von elementaren inneren Vorgängen bewegten Gestalten erschien ihm die Alltagswelt des nüchternen Berliner Großstadtlebens, in der sich »das Wesen in konventioneller Form« (Br II, S. 51) zu verstecken schien, als Inspirationsquelle nur wenig ergiebig. So begann er sich intensiv mit mythologischen Stoffen sowie mit den Erzählungen der Bibel zu befassen. Es ist charakteristisch für Barlachs Sichtweise, daß das archaisch anmutende Geschehen in seinen Zeichnungen aus einer Perspektive interpretiert wird, in der nicht die Sieger, sondern die Verlierer, nicht die Gottesfürchtigen, sondern die Zweifler und Empörer im Zentrum stehen. Im Januar des Jahres 1909, als sich Barlach in Berlin auf einen längeren Studienaufenthalt in Florenz vorbereitete, entstanden einige Blätter, die die biblische Gestalt des Moses sowie die Gestalt des Sterndeuters darstellen. In Florenz zeichnete Barlach mehrfach die Gestalten des Königs Saul und des Hiob, von deren bewegtem Schicksal das Alte Testament berichtet. Auch die Weihnachtsgeschichte des Neuen Testaments beschäftigte ihn damals. Aus diesem Kontext leiten sich offenbar die zahlreichen Entwürfe liegender, sitzender oder stehender Sterngucker her, in denen Barlach die künstlerische Formulierung einer allgemeingültigen menschlichen Erfahrung erprobte, die in den beiden in Florenz entstandenen Holzskulpturen der *Sterndeuter* überzeugend zum Ausdruck kommt.

Die vorliegende Zeichnung, deren sorgfältig ausgeführte Komposition aufgrund des differenzierten Einsatzes der Feder und des Pinsels eine große atmosphärische Dichte hat, könnte durch die biblische Erzählung von der Verkündigung der Geburt Christi an die Hirten inspiriert worden sein. Sie zeigt zwei Männer, die in einer hügeligen, durch eine Steilküste charakterisierten Landschaft stehen und mit dem Ausdruck von Staunen und Furcht in den nächtlichen Sternenhimmel starren. In den Haltungen und Gebärden der sich aneinander drängenden Männer artikuliert sich eine bodenständige Primitivität. Die Bedeutung der ungewöhnlichen Himmelserscheinung, die sie wahrnehmen, ist ihnen fremd und erscheint ihnen daher bedrohlich. Fast scheint es, als würden die beiden Männer im nächsten Augenblick die Flucht ergreifen.

Sterndeuter II, 1909

Terrakotta (Werkmodell)
27,2 × 18,4 × 27,6 cm; Inv. Nr. P 1956/1

Diese kleine Skulptur aus gebranntem Ton diente Barlach als plastische Vorlage für eine der beiden Holzskulpturen aus dem Jahr 1909, die unter dem Titel *Sterndeuter* bekannt wurden. Die Charakterisierung der Figur als »Sterngucker«, die der Künstler vorzog, ist treffender, denn die Haltung des sitzenden Mannes drückt nicht so sehr ein aktiv-forschendes, als vielmehr ein ruhiges, kontemplatives Verhalten aus. Durch die strenge Ordnung der Gliedmaßen, die die anatomischen Gegebenheiten des menschlichen Körpers im Sinne des angestrebten Ausdrucks frei interpretiert, und durch die Umhüllung des Körpers mit einem langen, glatt fallenden Gewand formt sich der untere Teil der Skulptur zu einem eckigen, von annähernd geraden

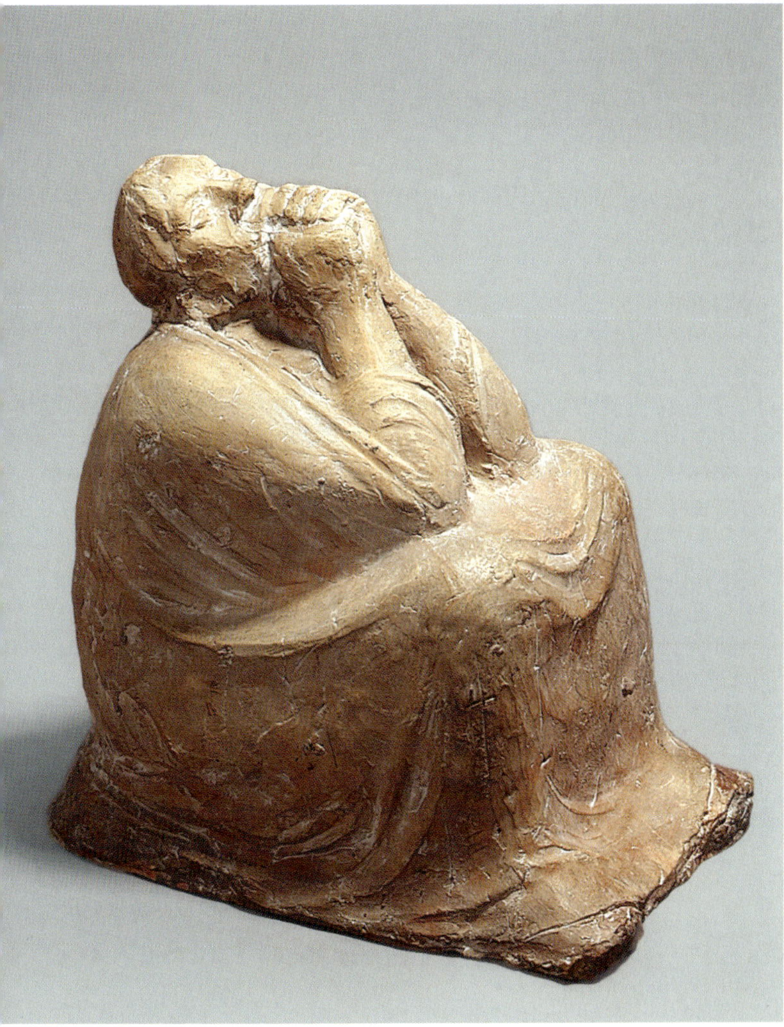

Flächen begrenzten Quader, der sich mit dem pyramidenförmigen oberen Teil zu einem völlig geschlossenen Volumen verbindet. Den Kopf in den Nacken gelegt, blickt der Mann mit ernstem, sinnendem Ausdruck zum Himmel. Die vor dem Mund gefalteten Hände deuten sein Staunen an, das andächtig, zugleich aber auch resignativ wirkt. Auch in späteren Jahren hat Barlach das Bild des Blicks in den Sternenhimmel wiederholt angeführt, um die Begrenztheit des menschlichen Erkenntnisvermögens zu verdeutlichen: Wie »das Auge wohl den Sternenhimmel wahrnimmt, aber keinen Raum – man sieht nur Fläche«, so könne der Mensch die Existenz eines übersinnlichen »Höheren« intellektuell nicht begreifen, sondern lediglich im Glück, das das »Übersich-Herauskommen, das momentane Eingehen in ein Übergeordnetes« bedeute, ahnen und glauben (Br II, S. 204 f.).

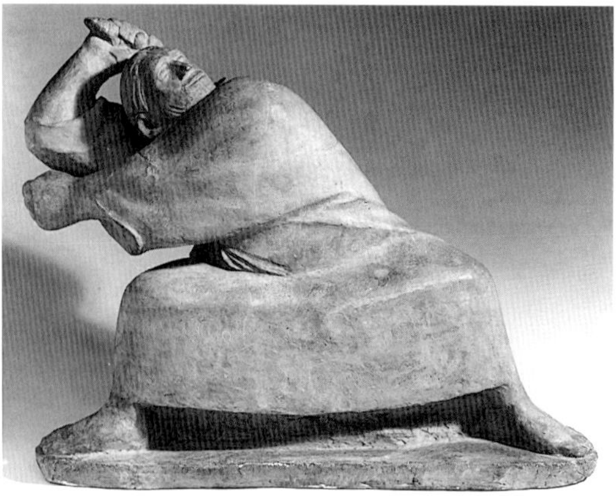

Der Berserker, 1910

Gips (Werkmodell)
55,3 × 73 × 25,6 cm; Inv. Nr. P 1947/1

Unter den Zeichnungen des Jahres 1909 befinden sich zahlreiche Blätter, die die verschiedenen Phasen eines kämpferischen Geschehens wiedergeben. Als Einzelfiguren und in Gruppen zeichnete Barlach bewaffnete Männer, die sich auf einen Kampf vorbereiten, die in Wachsamkeit beieinander stehen oder ihre Gegner gewaltsam bedrohen; man erkennt Verwundete, die zu Boden stürzen, und Verfolgte, die sich in einer offenbar aussichtslosen Situation selbst töten. Barlachs Kämpfer präsentieren sich nicht in edler, heroischer Nacktheit. In deutlicher Opposition zur klassizistischen Tradition zeichnete der Künstler dagegen plumpe, in archaische Gewänder gekleidete Gestalten, die mit wuchtigen Schwertern um sich schlagen. Barlach orientierte sich nun nicht mehr an den ihm aus der Jugendzeit vertrauten Stoffen der antiken Mythologie, sondern an den Erzählungen des Alten Testaments und an germanischen Sagen. Nicht das Heldentum des tatkräftigen und souverän agierenden Menschen wird hier verherrlicht; vielmehr wird die tragische Verstrickung des Menschen in ein unabänderlich auf den eigenen Untergang hinauslaufendes Geschehen sichtbar gemacht – ein Geschehen, in dem es offenbar keine Sieger, sondern nur Verlierer gibt. Eine konkretere Deutung der Kampfdarstellungen, die möglicherweise die Illustration einer literarischen Vorlage, vielleicht auch eines eigenen dramatischen Textes, oder aber Entwürfe für plastische Relief-Kompositionen vorbereiten sollten, muß offen bleiben: Vielleicht verarbeitete Barlach in diesen Zeichnungen die Erfahrung der damals gerade erst überstandenen Kämpfe seines eigenen Lebens. Er könnte aber auch nach Bildern für die philosophische Auffassung des Kampfes als Grundprinzip der menschlichen Existenz gesucht haben. Denkbar ist weiterhin, daß er auf die heftigen Auseinandersetzungen in der zeitgenössischen Künstlerszene anspielte oder daß er die von aggressiven Tönen beherrschte politische Propaganda der Zeit im Auge hatte.

Vielleicht noch in Florenz oder aber unmittelbar nach seiner Rückkehr nach Berlin entschloß sich Barlach, die Einzelfigur eines mehrfach gezeichneten Schwertkämpfers als Holzskulptur auszuführen. Die plastische Fassung, die er zunächst in Ton gestaltete und dann in Gips abformte, zeigt im Vergleich zu den Zeichnungen eine Klärung und Verdichtung des formalen Aufbaus. Zugleich nahm Barlach aber auch eine wichtige inhaltliche Änderung vor: Ebenso wie die *Sterndeuter* wendet der Schwertkämpfer in der plastischen Fassung den Blick zum Himmel: Die Kraft, die er wahrnimmt, steht ihm nicht mehr als leibhaftiger Feind gegenüber; sie ist vielmehr geistiger Natur.

Der Berserker, 1910

Holz (italienischer Nußbaum)
67 × 87,2 × 31,3 cm; Inv. Nr. P 1977/7

Diese Figur steht entstehungsgeschichtlich am Anfang der Reihe von Holzskulpturen, die der Sammlung des Ernst Barlach Hauses ihre herausragende Bedeutung verleihen. Der *Berserker* galt bereits zu Barlachs Lebzeiten als berühmtes Leitbild einer für den frühen Expressionismus charakteristischen Stimmung des geistigen Aufruhrs. Der Titel der Skulptur, der vom Künstler selbst gewählt wurde, verweist auf die mythologische Quelle seiner Vorstellung: In der altnordischen Sage ist der Berserker ein wilder Krieger im Dienste des Gottes Odin, der sich in Vorbereitung auf den Kampf in ekstatische Wut versetzt und ungewöhnliche Kräfte entwickelt. Germanische Sagen waren im Zusammenhang mit der Ausbildung eines völkisch begründeten Nationalbewußtseins seit der Mitte des 19. Jahrhunderts in Deutschland populär geworden. Der Mythos des Nordischen spielte in den kulturtheoretischen Debatten des Wilhelminischen Reiches eine große Rolle. Durch die vielzitierten Dichtungen der *Edda* und des *Nibelungenlieds* waren Motive der altnordischen Mythologie allgemein bekannt.

In seiner Gestaltung verlieh Barlach der mythologischen Figur eine völlig eigenständige Interpretation: Mit breit auseinandergestellten, in den Knien gebeugten Beinen sucht der *Berserker* festen Halt auf dem Boden. Zum Kampf bereit wendet er sich gegen eine aus höheren Sphären auf ihn einwirkende unsichtbare Kraft, die er als ernste Gefahr wahrnimmt. Das lange Gewand spannt sich über den Beinen zu einer glatten Fläche, die den unteren Teil der Figur in die längliche Form eines liegenden Rechtecks einbindet. Oberhalb der durch die Beugung der Knie motivierten, in die Tiefe führenden Stufe kippt der Oberkörper in die Diagonale. Die aufrechte Pyramide des Rumpfes verschränkt sich mit der querliegenden Kegelform des Gewandärmels. Wie ein mächtiger Keil stößt der linke Arm mit der geballten Faust nach rechts in den Raum. Der gewinkelte rechte Arm, der in einer tiefer gelegenen Ebene sichtbar wird, setzt die Diagonalbewegung des Körpers in der Gegenrichtung fort und führt sie im gesenkten Schwert zum Körper zurück. Bei aller Dynamik bleibt die Übersichtlichkeit und Geschlossenheit im formalen Aufbau der Figur gewahrt. Zwischen den Armen und wie von ihnen gerahmt erscheint das nach oben gewendete Gesicht des wilden Kriegers. Es bringt heftige Wut, aber auch Ratlosigkeit zum Ausdruck, die dem Richtungswechsel der körperlichen Bewegungen entspricht. Die aus dem Raum einwirkende Kraft macht den Schwertkämpfer orientierungslos. Seine wuchtige Reaktion erscheint primitiv, ohnmächtig und latent komisch. Die unsichtbare, nur geistig erfaßbare Herausforderung läßt sich mit handfester Gewalt ganz offensichtlich nicht bezwingen. Doch trotz der Unangemessenheit seines Handelns wirkt

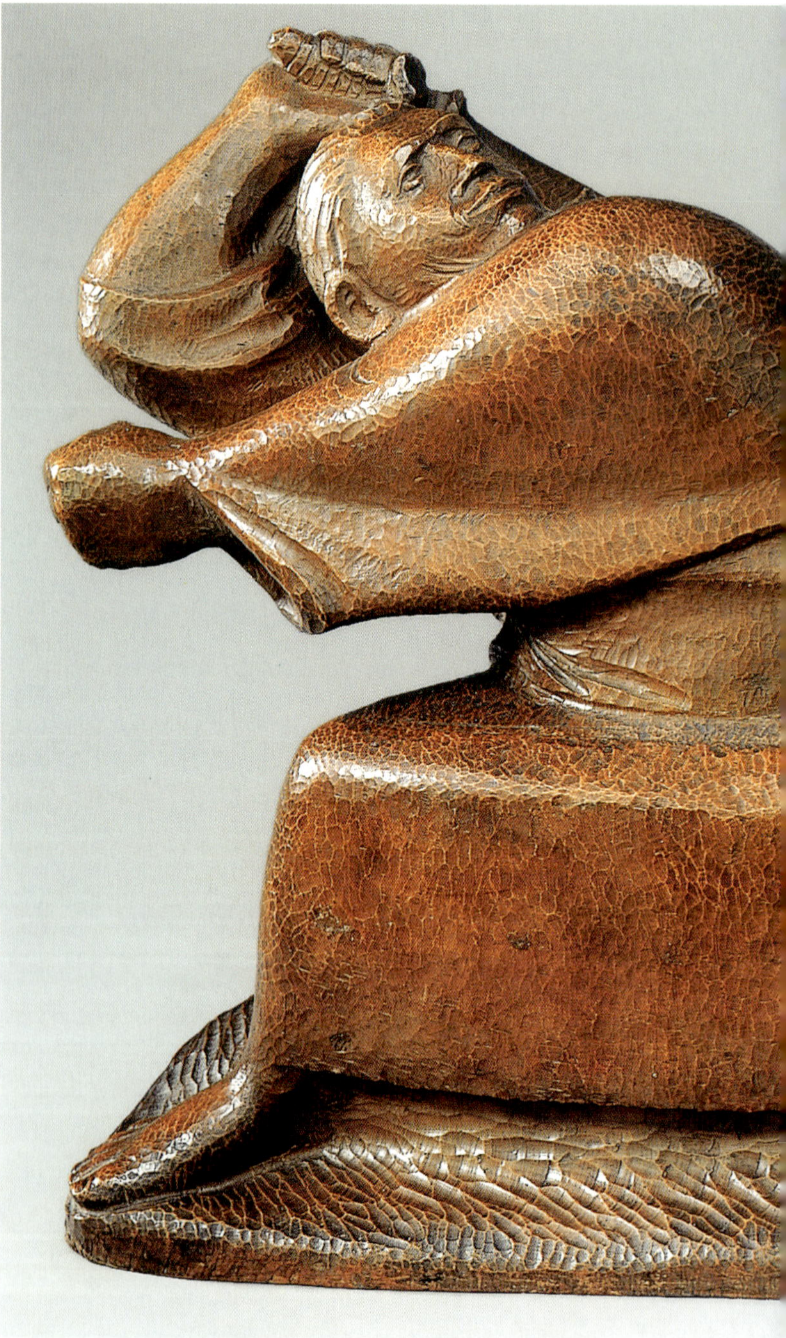

der *Berserker* im Ausdruck seiner unbändigen Wut auch überzeugend, verkörpert er doch eine allgemeinverständliche menschliche Erfahrung. Diese Erfahrung der befreienden Wirkung eines Verhaltens, das sich rücksichtslos über alle Gebote der Mäßigung hinwegsetzt,

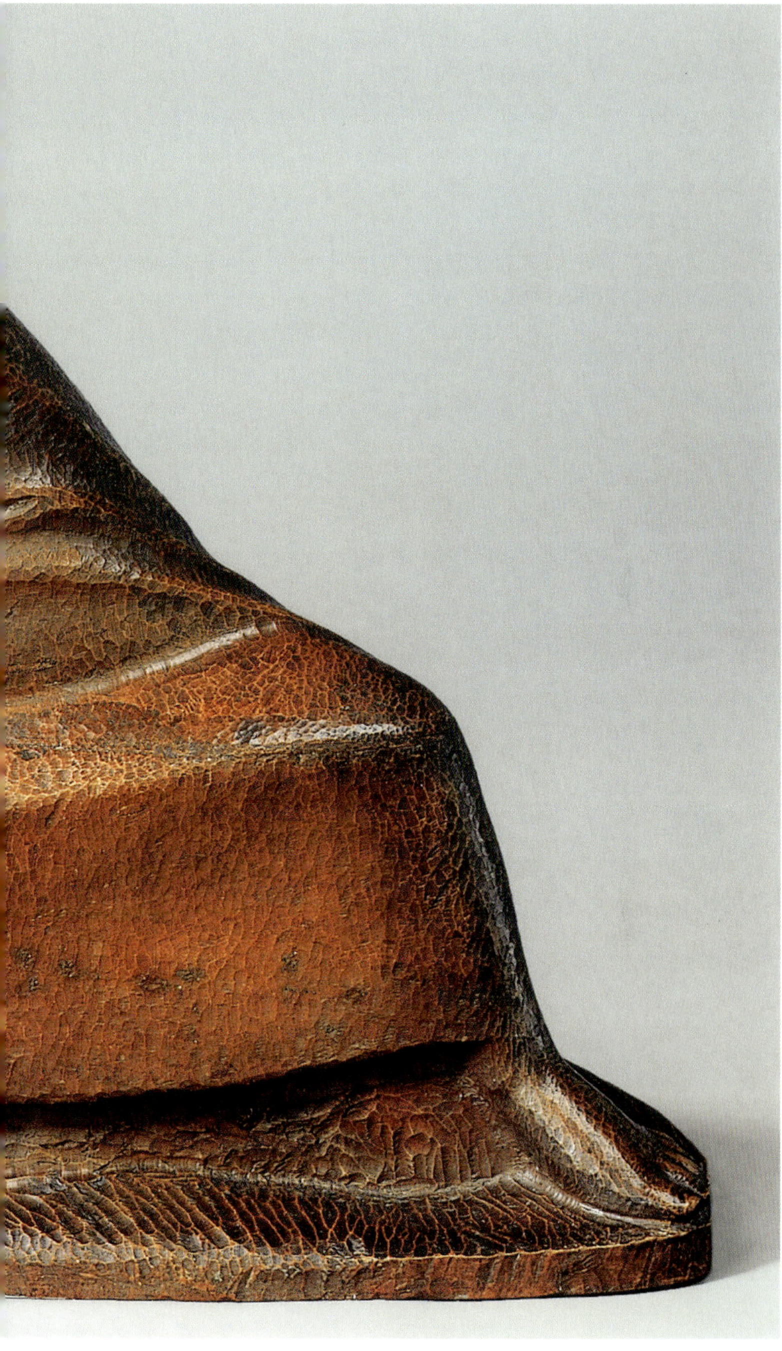

meinte Barlach, wenn er sich selbst gelegentlich mit der Figur des Wilden identifizierte: »In mir wird so oft der Berserker lebendig, ich muß mich immer mal ausleeren, um mit frischer Hoffnung etwas Besseres aus Weltweiten einströmen zu lassen« (Br II, S. 398/99).

Sorgende Frau, 1910

Holz (Eiche)
66 × 38,7 × 48 cm; Inv. Nr. P 1962/1

Nicht nur während der Rußlandreise, sondern auch während seines Studienaufenthalts in Italien hatte Barlach die markanten Gestalten der Bäuerinnen unermüdlich beobachtet und ihre Haltungen in seinen Skizzenbüchern in zahlreichen Varianten gezeichnet. Einige diese optischen Eindrücke gaben dem Künstler die Anregung zur Gestaltung der *Sorgenden Frau*, die durch das schmucklose Gewand und die schlichte Haartracht als einfache Gestalt aus dem Volke charakterisiert ist. Untätig und zugleich angespannt sitzt sie auf einem flachen Erdhügel. Die ineinandergelegten Hände sind in die Mulde gepreßt, die das Gewand zwischen den weit auseinandergestellten Beinen formt. Ebenso wie diese Gebärde lassen auch der mürrische, ja trotzig wirkende Ausdruck des Gesichts und der verhangene, in unbestimmte Ferne gerichtete Blick den seelischen Zustand der Frau erkennen.

In blockhafter Geschlossenheit baut sich die Figur aus übersichtlichen Volumina auf, die sich im Umriß einfachen geometrischen Grundformen annähern. In frontaler Ansicht paßt sich der vom Gewand umschlossene untere Teil des Körpers in ein liegendes Rechteck ein. Darüber baut sich die in ein Quadrat eingeschriebene Form des Oberkörpers auf, die vom kreisförmigen Umriß des Kopfes überschnitten wird. Kräftige Wölbungen heben die Gedrungenheit des Körpers hervor. Ein System ineinandergreifender Kurven, das durch den Rocksaum, durch die Faltenzüge des Gewandes und durch die Arme gebildet wird, betont das Lastende der Massen. Der Oberkörper der Frau wird durch die an den Körper gelegten, nach unten gestreckten Arme zusammengepreßt. Der auf einem kräftigen, kurzen Hals sitzende Kopf ist tief zwischen die Schultern gezogen. In der seitlichen Ansicht verdeutlicht die Rundung des breiten Rückens, die sich im Umriß des Kopfes fortsetzt, die bedrückte Stimmung der Frau.

Die schlichte, blockhafte Gestaltung verschließt sich dem Bedürfnis des Betrachters, das wahrnehmbare seelische Erleben aus der Situation eines individuellen Lebensschicksals abzuleiten und damit als vergänglich aufzufassen. Im künstlerisch verdichteten Ausdruck erhält der allen Menschen als elementare Lebenserfahrung zugängliche Gemütszustand der *Sorgenden Frau* vielmehr den Charakter des Endgültigen und Immerwährenden, der der Figur eine mythische Dimension verleiht. Zugleich bleibt aber auch ein transzendierendes Moment spürbar: Die Haltung des trotzigen Verharrens im Zustand des Unglücklichseins führt nicht zur Erstarrung, sondern verweist auf eine kraftvoll gespannte Lebendigkeit des Körpers, die die Perspektive auf einen befreienden Ausbruch im Fühlen und Handeln offen hält.

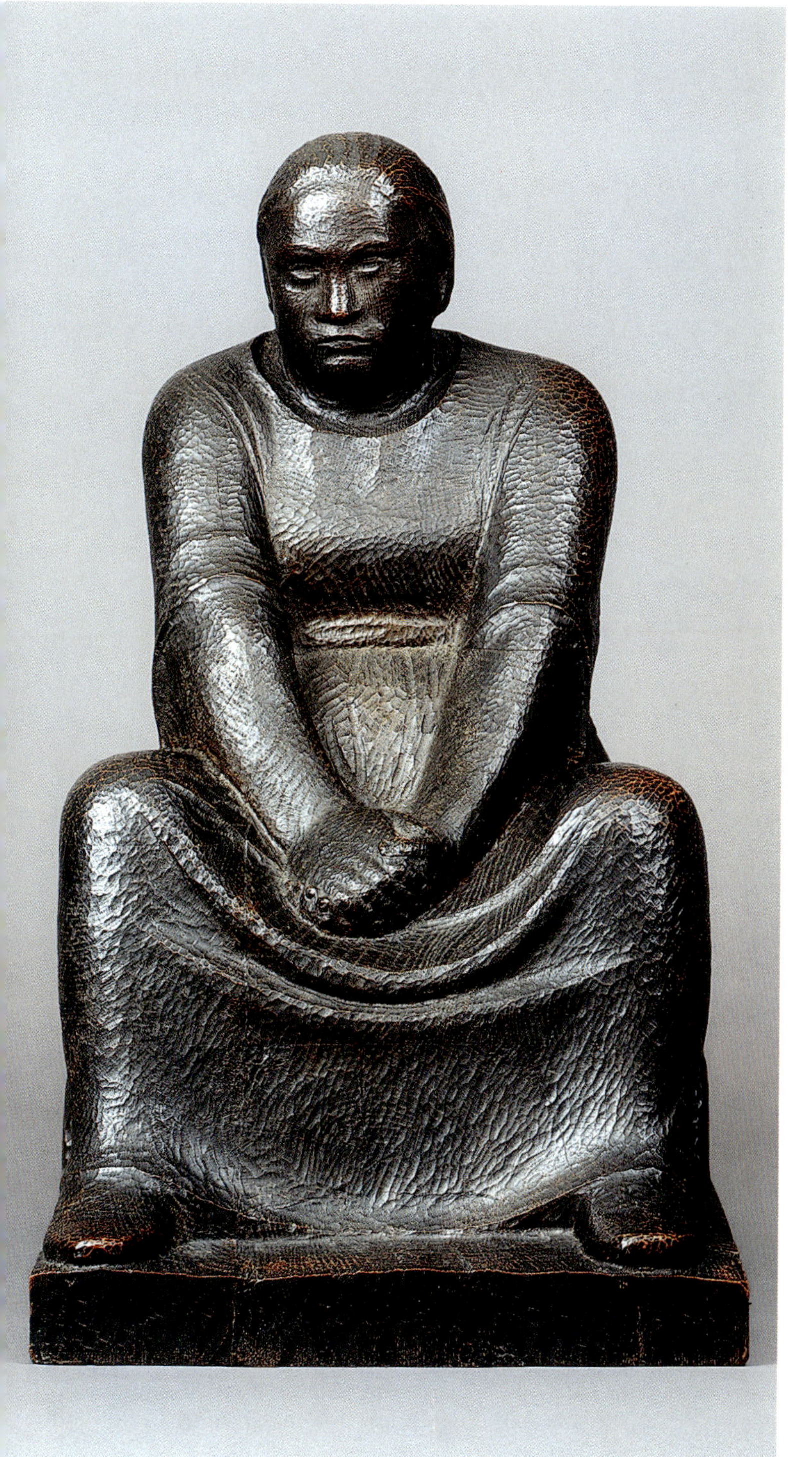

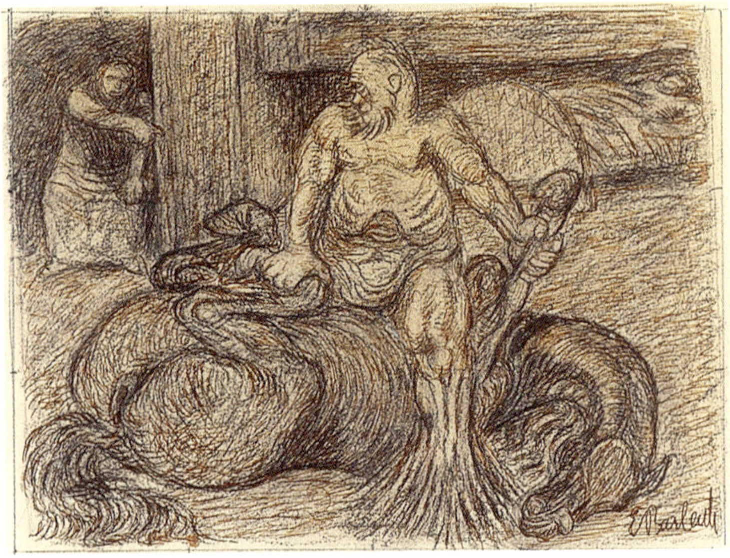

Besenbein auf dem toten Rosse Herzhorn, 1910

Illustration zum Drama *Der tote Tag*
Kohle, Feder in Braun
27,3 × 37,8 cm; Inv. Nr. Z 1968/1

Mit der Veröffentlichung seines 1910 vollendeten Dramas *Der tote Tag* im Jahr 1912 stellte sich Barlach zum ersten Mal als der phantasiebegabte und sprachgewaltige Dichter vor, als der er erst nach 1918 für die Bühne entdeckt werden sollte. Das Drama ermöglichte tiefe Einblicke in seine künstlerische Vorstellungswelt, die in der Komplexität ihrer geistigen Bezüge bis dahin völlig unbekannt war. Das Bühnenstück erschien in der Publikationsreihe der Pan-Presse des Paul Cassirer Verlags als graphisches Mappenwerk, das den Textband mit einer separaten Folge von 27 Lithographien zusammenschloß. Diese Illustrationen, die eine inhaltliche Verbindung zwischen seinem bildnerischen und seinem dichterischen Werk herstellten, hatte Barlach im Jahr 1910 durch Zeichnungen vorbereitet, von denen sich heute eine größere Anzahl in der Sammlung des Ernst Barlach Hauses befindet.

Barlachs erstes Theaterstück evoziert eine mythisch-märchenhafte Atmosphäre: Die Menschen leben in einer ihnen unbekannten, gefährlichen Welt, in der Riesen, Gnome und Geister wohnen. Eingebettet ist diese Welt in ein kosmisches Geschehen, das nach der Vorstellung der Menschen vom Wirken mächtiger, göttlicher Kräfte bestimmt wird. Schauplatz der Handlung ist ein düsteres Bauernhaus. Hier lebt eine Mutter mit ihrem Sohn, der das Kind eines als göttlich bezeichneten Vaters ist. Die Hausgeister Besenbein und Steißbart sind ihre Gehilfen. Das Thema des Dramas ist der gewalttätige Konflikt zwischen Mutter und Sohn: Der Jüngling wartet sehnsüchtig auf den im Traum erahnten Tag, an dem ihm sein ferner Vater ein Roß senden wird, das ihn in die Welt hinaustragen und in ein neues Leben führen soll. Voller Furcht sieht die Mutter diesem Tag, an dem der Sohn sie verlassen wird, entgegen. Als das Götterroß tatsächlich vor der Tür steht, beschließt sie, es heimlich zu töten. Die vorliegende Zeichnung stellt die unheimliche Nachtszene dar, in der die Mutter den furchtsamen Hausgeist Besenbein anweist, das tote Pferd in den Keller zu schleifen und damit die Hoffnung des Sohnes auf ein Leben jenseits der mütterlichen Sphäre zu begraben.

Stürzende Frau, 1910

Illustration zum Drama *Der tote Tag*
Kohle, Feder in Braun
25,3 × 30,5 cm; Inv. Nr. Z 1989/9

Mit dem Verlust des Rosses als Symbol eines sinnstiftenden Auftrags verdüstert sich die Welt. Der »tote Tag« ist in einen Nebel gehüllt, den der Sohn bei seinem Gang ins Freie als »Todesgrauen« der absoluten Einsamkeit erfährt. Er vermag den »Schrecken der Blindheit«, der die Erfahrung der Sinnlosigkeit des menschlichen Lebens meint, nicht auszuhalten und kehrt in die Hütte zurück. Doch auch die Geborgenheit der mütterlichen Sphäre entlarvt sich im Empfinden des Sohnes nun als Lebenslüge, die er nicht mehr ertragen kann. In der Erinnerung an einen Fremden, der ihm im Nebel begegnet ist, klammert er sich an die Vorstellung, daß er den Vater oder den väterlichen Boten, der Trost und Hilfe bringen kann, im Nebel suchen muß. Als die Mutter erkennt, daß sie ihren Sohn nicht mehr an sich zu binden vermag, verflucht sie ihn, gesteht die Tötung des Rosses und ersticht sich. In der Verzweiflung darüber, ein »verfluchter Muttersohn« zu sein, folgt der Sohn ihrem Beispiel und bringt sich ebenfalls um.

Die großartige Zeichnung stellt den Selbstmord der Mutter dar, die in das Nichts ihres eigenen Schattens stürzt. Das Blatt macht deutlich, daß diese Frau, die eine »blutsaugende Angst« vor dem Alleinsein in einer leeren, leblosen Welt spürt und deshalb ihren Sohn als einzigen Garanten eines Lebenssinns an sich zu binden versucht, trotz ihres abstoßenden Handelns im Drama als eine anrührende Figur gestaltet ist.

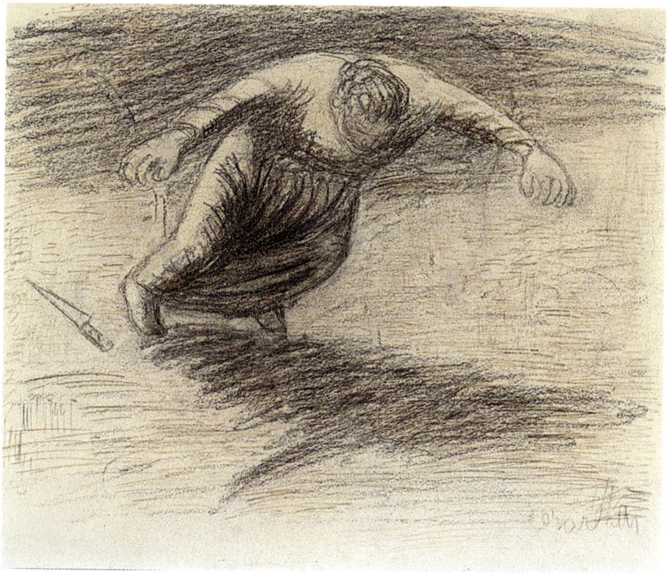

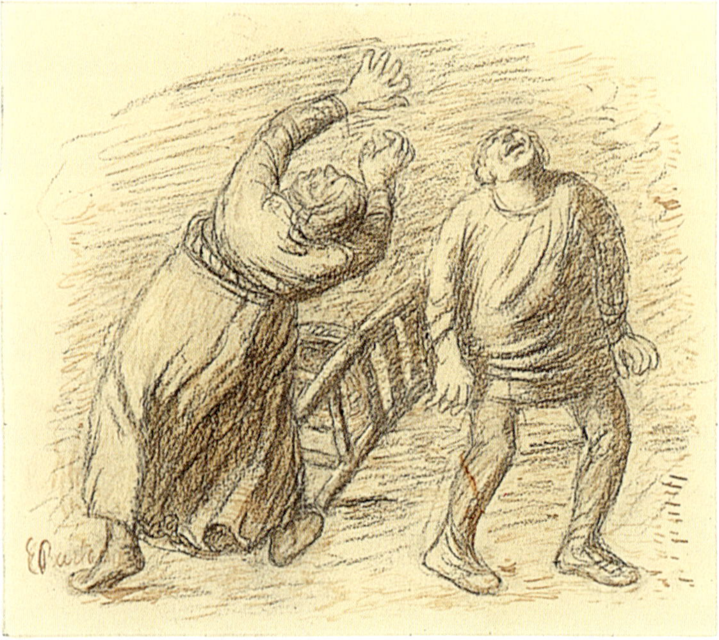

Das Unsichtbare, 1910

Illustration zum Drama *Der tote Tag*
Kohle, Pinsel in Braun
28,5 × 34 cm; Inv. Nr. Z 1956/3

Diese Zeichnung bezieht sich auf eine Szene des Dramas, die nicht ohne Komik ist: Der Hausgeist Steißbart, ein für die Mutter unsichtbarer und wegen seiner Wahrheitsliebe unheimlicher Gefährte des Sohnes, erinnert jenen an dessen göttliche Abstammung, indem er eine ererbte Zauberkraft unter Beweis stellt: Er vermag, bis an die Decke »aufzufahren«. Die Illustration zu dieser Szene macht die geistigen Haltungen von Mutter und Sohn deutlich. Die ausgreifende und doch nichts greifende Gebärde der Mutter zeigt, daß diese Frau alles Unfaßbare, Fremde und Verunsichernde, das sie spürt, gewaltsam aus ihrem Lebenskreis zu eliminieren sucht, indem sie es als begreifbar und damit als manipulierbar behandelt. Die untätig-unsichere Körperhaltung des Sohnes hingegen artikuliert die sehnsüchtige Erwartung, durch eine sinngebende Botschaft aus dem »Verhaftetsein in der menschlichen Enge« (Br II, S. 356) befreit zu werden. Die Handlung des Dramas beweist, daß die Lebenseinstellungen von Mutter und Sohn zum Scheitern verurteilt sind. Lediglich die geistige Haltung einer weiteren menschlichen Figur des Dramas, des blinden Kule, läßt eine Perspektive erkennen: Der Außenseiter Kule, der sich von seinem Wanderstab durch die Welt hat führen lassen, lebt mit dem Wissen: »... die Welt ist Leiden.« In der Hinwendung zum Schicksal der Menschen und in seiner Bereitschaft zum Mitleiden weiß sich Kule der Wahrheit verpflichtet. »Ja, wenn man das Falsche falsch heißen kann, muß doch das Rechte in einem stecken.« Am Ende des Dramas bietet sich der Gnom Steißbart dem Blinden als Führer an: »Ein Weg braucht kein Wohin, es genügt ein Woher.«

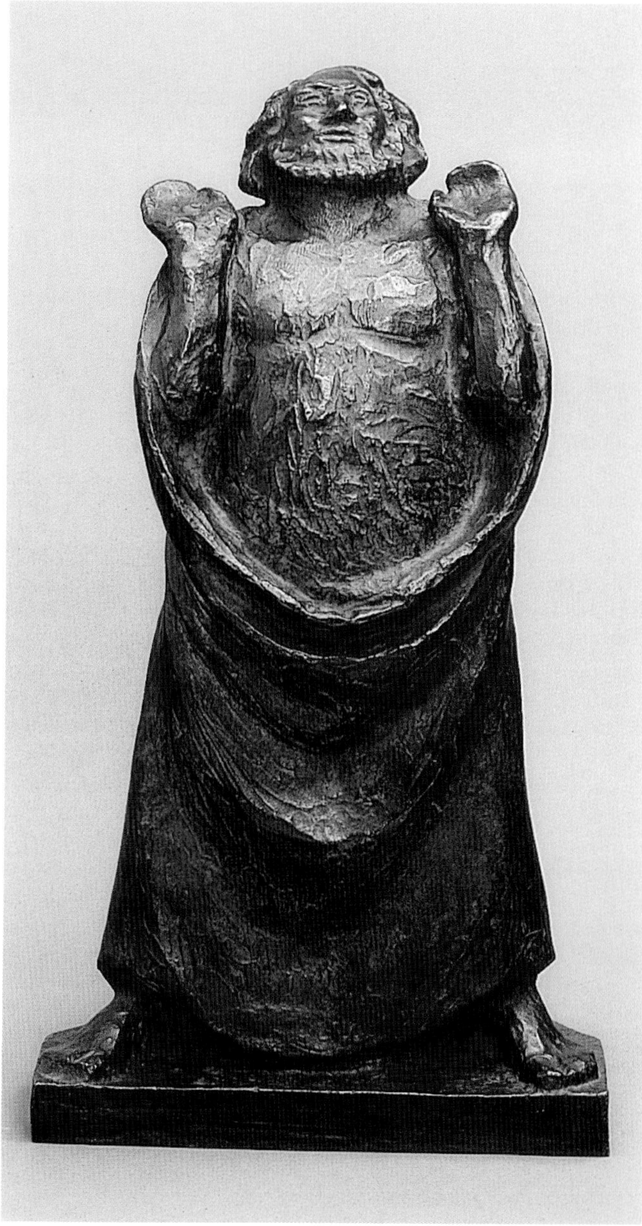

Der Sonnenanbeter, 1910/11
Bronze (Guß von 1930)
52,2 × 29,9 × 19,9 cm; Inv. Nr. P 1990/1

Ein halbnackter, in einen ärmellosen Umhang gehüllter Mann steht mit auseinandergestellten Beinen fest auf der Erde und wendet sich in einer empfangsbereiten Haltung zum Himmel. Die an den Körper gelegten Arme sind angewinkelt, die Hände mit den nach oben weisenden Flächen in einem Gebetsgestus zur Schulterhöhe gehoben. In Erwartung einer Inspiration ist das breite, lebendig modellierte Gesicht, das von den Wellen des vollen Haares und des Bartes gerahmt wird, nach oben gerichtet.

Die plastische Konzeption dieser Figur geht zurück auf die biblische Gestalt des Simson, mit der sich Barlach in zwei Zeichnungen von 1910/11 befaßte. Das Alte Testament schildert Simson als gottgeweihten, mit übermenschlichen Kräften ausgestatteten Helden, der seine Beharrlichkeit im Kampf gegen die Philister, die Feinde des israelitischen Volkes, mit dem Leben bezahlt. In der Darstellung des Simson, der mit dem antiken Helden Herakles verglichen wurde, verherrlichten die Künstler seit der Renaissance die Schönheit des nackten, männlichen Körpers, dessen harmonische Bildung die Größe des Geistes und damit das Göttliche im Menschen zum Ausdruck bringen sollte. Barlachs Darstellung verdeutlicht den expressionistischen Einspruch gegen dieses an der Antike orientierte Menschenbild, das noch weit bis in das 19. Jahrhundert hinein für die bildende Kunst verbindlich und auch für Barlach zu Beginn seiner Dresdener Studienzeit noch vorbildlich war. Im pyramidenförmigen Aufbau des *Sonnenanbeters* wird die ungegliederte Massigkeit des Körpers betont, dessen sichtbare Schwere in einem markanten Gegensatz zur Entrücktheit des Geistes steht, die sich in der offenen, durch Faltenkurven betonten Haltung und im Gesichtsausdruck artikuliert.

Bei der Gestaltung des sich in mächtiger Leibesfülle aufrichtenden Mannes stand Barlach ein lebendes Vorbild vor Augen; es war der Dichter Theodor Däubler, den er 1909 in Florenz kennengelernt hatte. Als Persönlichkeit besaß Däubler eine große Ausstrahlung, die viele Künstler seiner Zeit faszinierte. Auf manche Zeitgenossen wirkte er wie ein Prophet seiner eigenen Dichtung, in der er die Sehnsucht nach einer geistigen Erneuerung des Menschen beschwor. In seiner Autobiographie *Ein selbsterzähltes Leben* beschrieb Barlach die Gestalt des Dichters mit Respekt, aber auch mit Ironie als »majestätische, vielpfündige Inkarnation des Däublerschen Sterngeistes«.

Bettlerin, 1911

Holz (Eiche)
60,3 × 26,9 × 8,3 cm; Inv. Nr. P 1962/2

Für die Darstellung des ersten Reliefs in Holz wählte Barlach die Gestalt einer russischen Bettlerin, die schüchtern an einer Hausmauer lehnt und mit zaghafter Gebärde um Almosen bittet. Die Schrägstellung des Körpers ist in diesem Fall nicht, wie in der Darstellung des *Berserkers*, Ausdruck einer dynamischen Aktion; sie verweist vielmehr auf die Schwäche und Unsicherheit der jungen Frau in der Artikulation des eigenen Begehrens. Das vor das Gesicht gezogene Umhangtuch, die nur vorsichtig ausgestreckte bettelnde Hand und die übereinandergesetzten Füße drücken eine seelische Stimmung aus, die an die Scheu und Verlegenheit eines Kindes erinnert und darin anrührt. Diese Frau betreibt das Betteln noch nicht mit der Routine eines tagtäglich ausgeübten Gewerbes; berechnende Schauspielerei in der Zurschaustellung der eigenen Not ist ihr noch fremd.

In der Beurteilung des Motivs des wie ein Schild vors Gesicht gezogenen Tuchs hat die Forschung in einem überzeugenden Vergleich auf die gotische Stifterfigur des Grafen Dietmar im Westchor des Naumburger Doms verwiesen. Angesichts des lebhaften Interesses

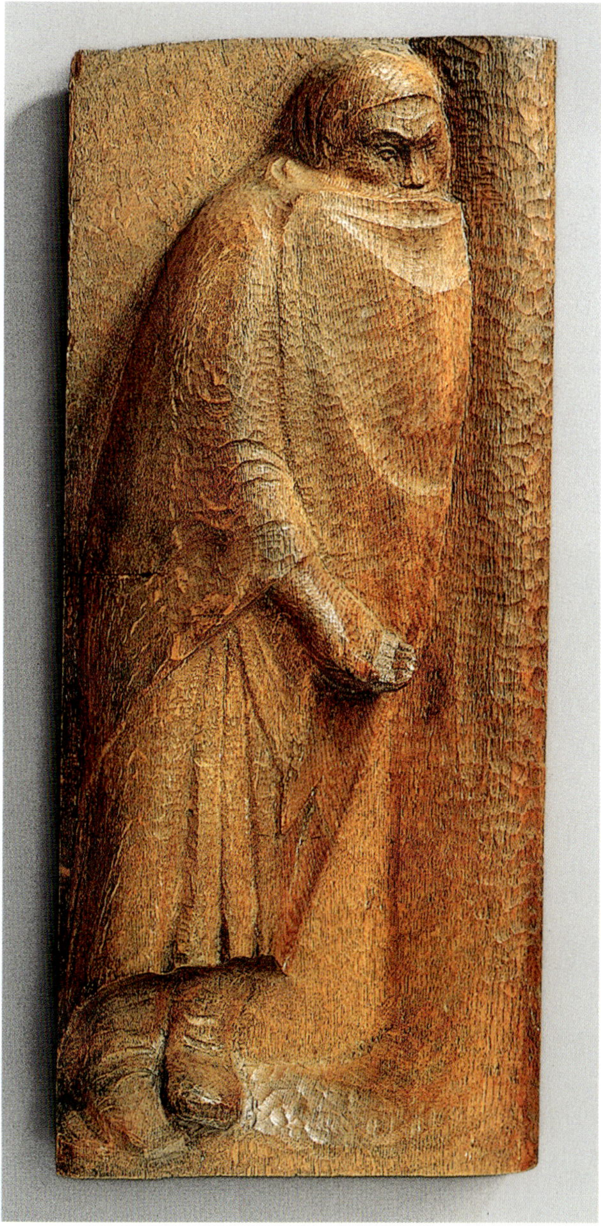

an mittelalterlichen Skulpturen, zu dem sich Barlach seit seiner Rückkehr aus Florenz bekannte, ist eine derartige Ableitung durchaus denkbar: »… gotische Skulpturen sind einfach Offenbarungen für mich«, hatte der Künstler bereits Ende des Jahres 1909 geschrieben (Br I, S. 324). Obwohl Barlach stets den Unterschied in der Auffassung der Form betonte, bekannte er auch später, in den zwanziger und dreißiger Jahren, immer wieder seine geistige »Wesensverwandtschaft mit den Schnitzern der alten Zeit« (Br I, S. 625).

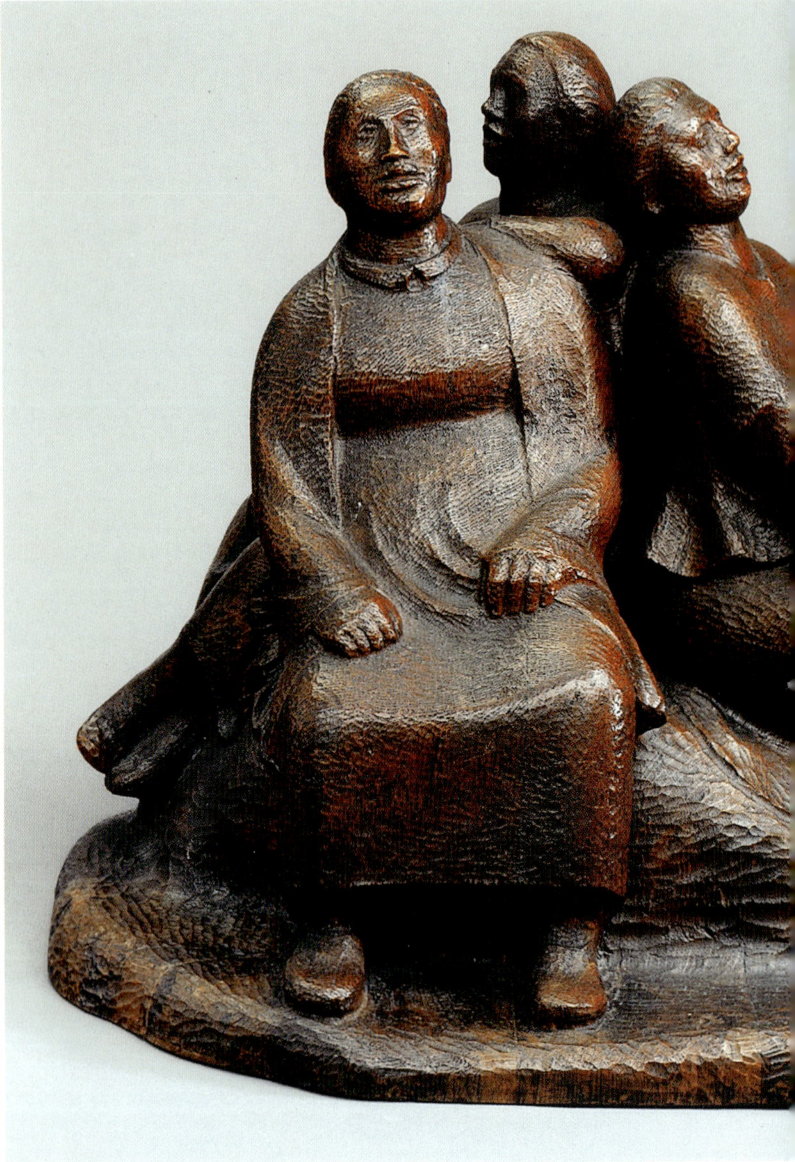

Drei singende Frauen, 1911
Holz (Eiche)
54,5 × 69,9 × 49,9 cm; Inv. Nr. P 1976/1

Drei Frauen sitzen Rücken an Rücken auf einem Erdhügel, blicken in die Landschaft und entspannen sich beim gemeinsamen Singen. Haartracht und Kleidung der Frauen verweisen auf das bäuerliche Milieu ihrer Herkunft. In der volkstümlichen Schlichtheit läßt die Darstellung an eine ländliche Szene denken, wie sie Barlach während der Rußlandreise beobachtet haben könnte: Jede der Frauen blickt in eine andere Richtung und ist den beiden anderen doch nicht nur körperlich, sondern auch geistig nahe. Die unterschied-

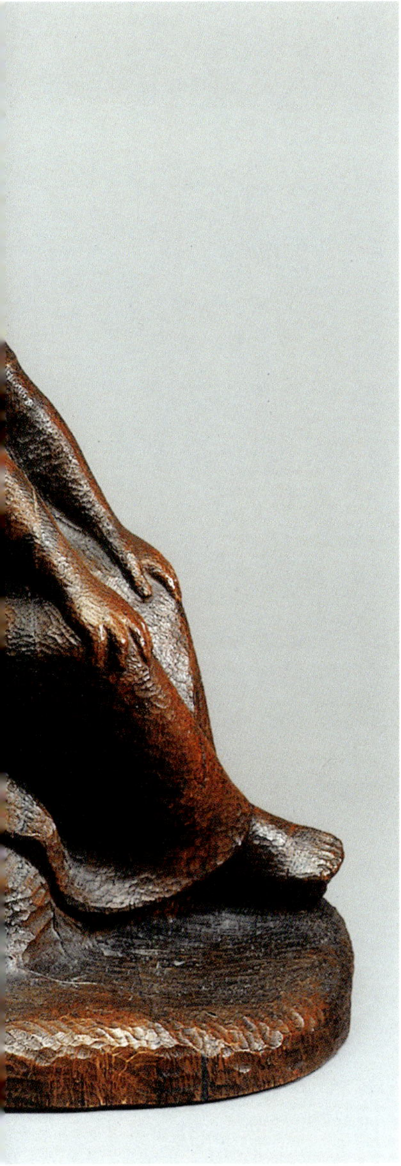

lichen Körperhaltungen lassen erkennen, welchen Part die drei Sängerinnen jeweils übernommen haben. Die auf der rechten Seite sitzende junge Frau, die die Hände auf die Knie stemmt und den Oberkörper zurücklehnt, hat offenbar die Führung inne; sie singt beherzt und kräftig die Hauptstimme. Die ältere Frau, in frontaler Ansicht dargestellt, läßt in ihrer etwas unsicheren, wiegend-schwankenden Haltung erkennen, daß sie eher zögernd und mit zaghafter Stimme mitsingt. Die dritte Frau, deren Kopf zwischen den beiden anderen sichtbar wird, zeigt in ihrer gelassenen Haltung an, daß sie eine musikalische Sängerin ist, die nicht nur auf die eigene Stimme, sondern auch auf das Zusammenklingen achtet. Anders als die meisten Skulpturen Barlachs ist diese Gruppe nicht auf eine vorrangige, die künstlerische Aussage besonders deutlich hervorhebende Ansicht und damit auf einen Wandbezug festgelegt. Dem Thema entsprechend handelt es sich bei diesem Werk vielmehr um eine allseitig durchgebildete Rundplastik, die mehrere Ansichten bietet und den Betrachter damit zum Umschreiten einlädt. Im lebhaften Auf- und Abschwellen der Formen, im gleitenden Übergang und in der fließenden Bewegung der Umrisse vereinen sich die drei Gestalten zu einer harmonischen Gruppe, die die Melodik des Gesanges und die Freude an der Gemeinschaftlichkeit der seelischen Empfindungen sichtbar macht. Im Kontrast zur expressiven Spannung der Formen, die der *Berserker* (vgl. S. 44ff.) und die *Sorgende Frau* (vgl. S. 48) aufweisen, zeichnet sich die Gruppe der *Singenden Frauen* durch eine Gelöstheit des Ausdrucks aus, in der die tröstende und befreiende Macht der Musik spürbar wird.

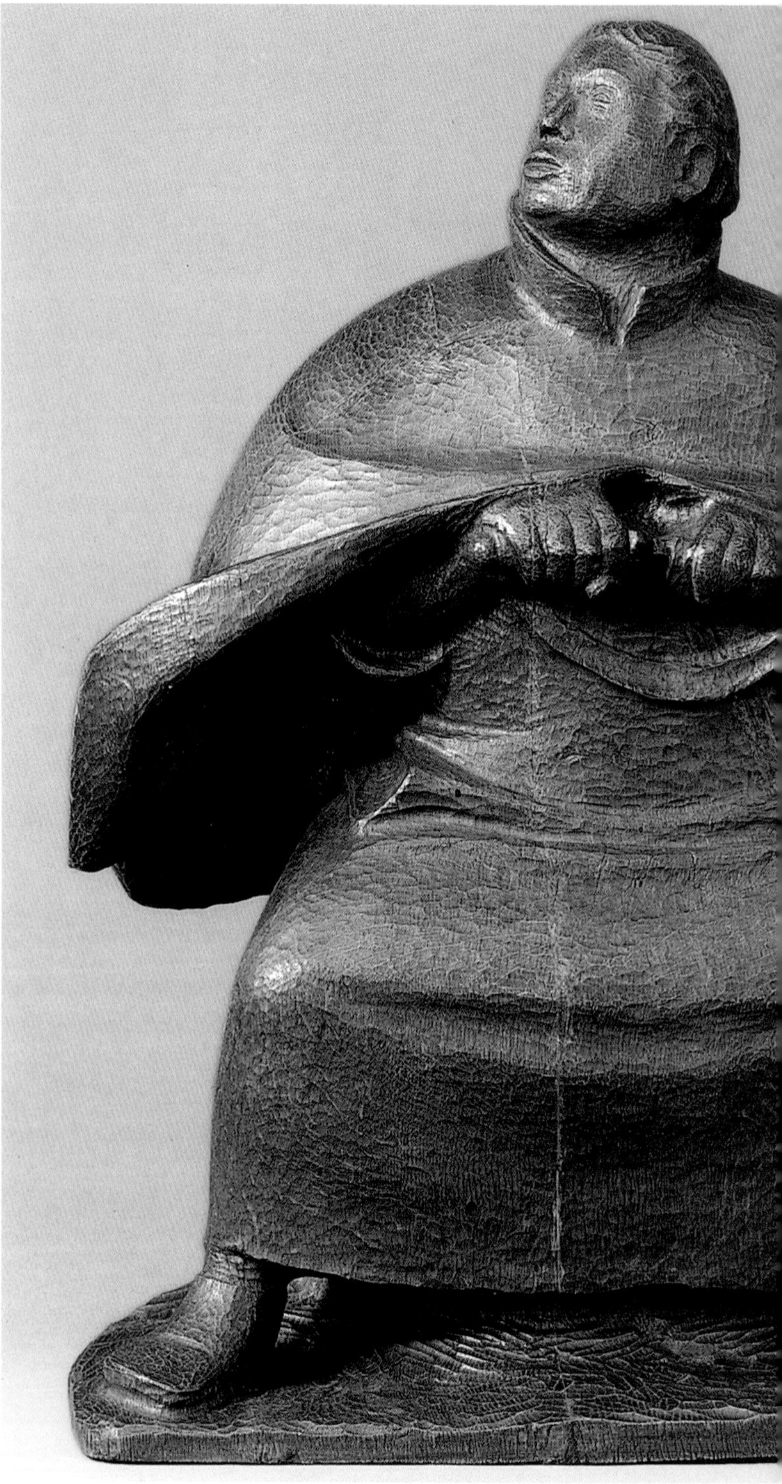

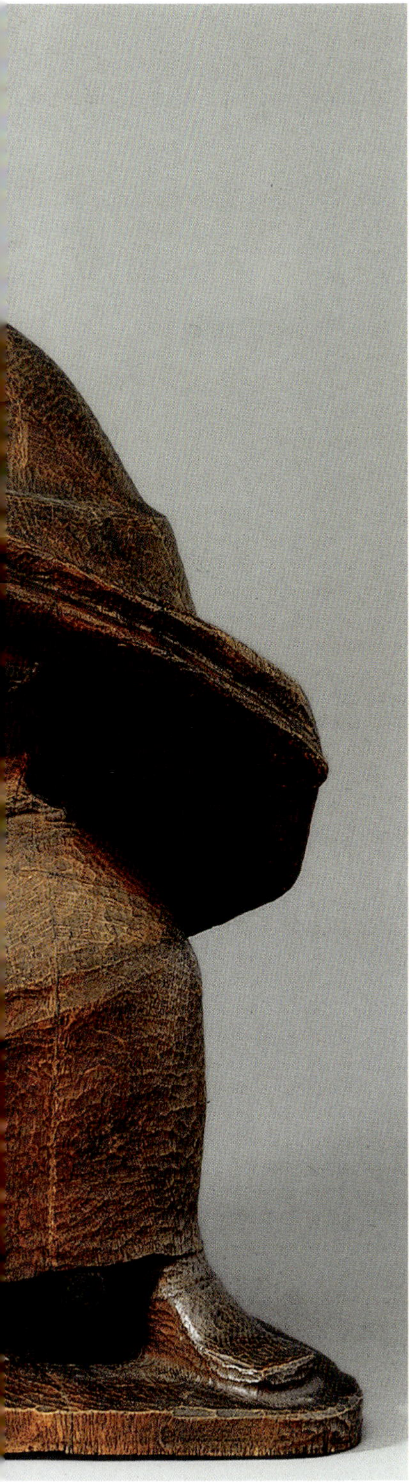

Der Schwertzieher, 1911

Holz (Eiche)
76 × 61,7 × 29,9 cm; Inv. Nr. P 1972/1

Die Konzeption dieser Figur geht auf eine Zeichnung zurück, die 1909 in Florenz entstand. Als Kampfgefährte des *Berserkers* sieht sich auch dieser Schwertkämpfer durch eine unsichtbare Kraft, die aus dem Raum auf ihn einwirkt, herausgefordert. Doch während der *Berserker* (vgl. S. 44ff.) in blinder Wut agiert, verharrt der *Schwertzieher* in einer konzentrierten, gesammelten Haltung. Daß diese einem geistigen Zustand entspricht, in dem sich die Gefühle des Erschreckens und Erstaunens mit den Impulsen von Wachsamkeit und Wehrbereitschaft mischen, macht die künstlerische Form der Figur sichtbar, die in ihrer Prägnanz der des *Berserkers* ebenbürtig ist: Über das in gestuften, rechteckigen Blöcken pyramidenförmig aufgebaute Kernvolumen der in ein langes Gewand gehüllten Gestalt greift der offene Schalenkörper des glockenförmigen Umhangs, der den Umriß der Schulter- und Armpartie in einem durchgehenden Bogen zusammenfaßt. Wie vom Wind erfaßt oder durch eine jähe Wendung bewegt, hebt sich der Umhang an seinen unteren Kanten vom Körper und springt in straff gespannten Kurven nach oben. So wird das Aufschrecken und die Heftigkeit der Bewegung nachvollziehbar, mit der der Kämpfer den Knauf seines Schwerts ergriffen hat. Jeden Moment können die vor der Brust zusammengeführten Hände auseinanderschnellen und zur Aktion übergehen. Doch noch steckt das Schwert in der Scheide; noch bleibt die Entscheidung offen, ob die unsichtbare Kraft, die der *Schwertzieher* wahrnimmt, tatsächlich eine Gefahr darstellt, die mit handfester Gewalt zu bekämpfen ist.

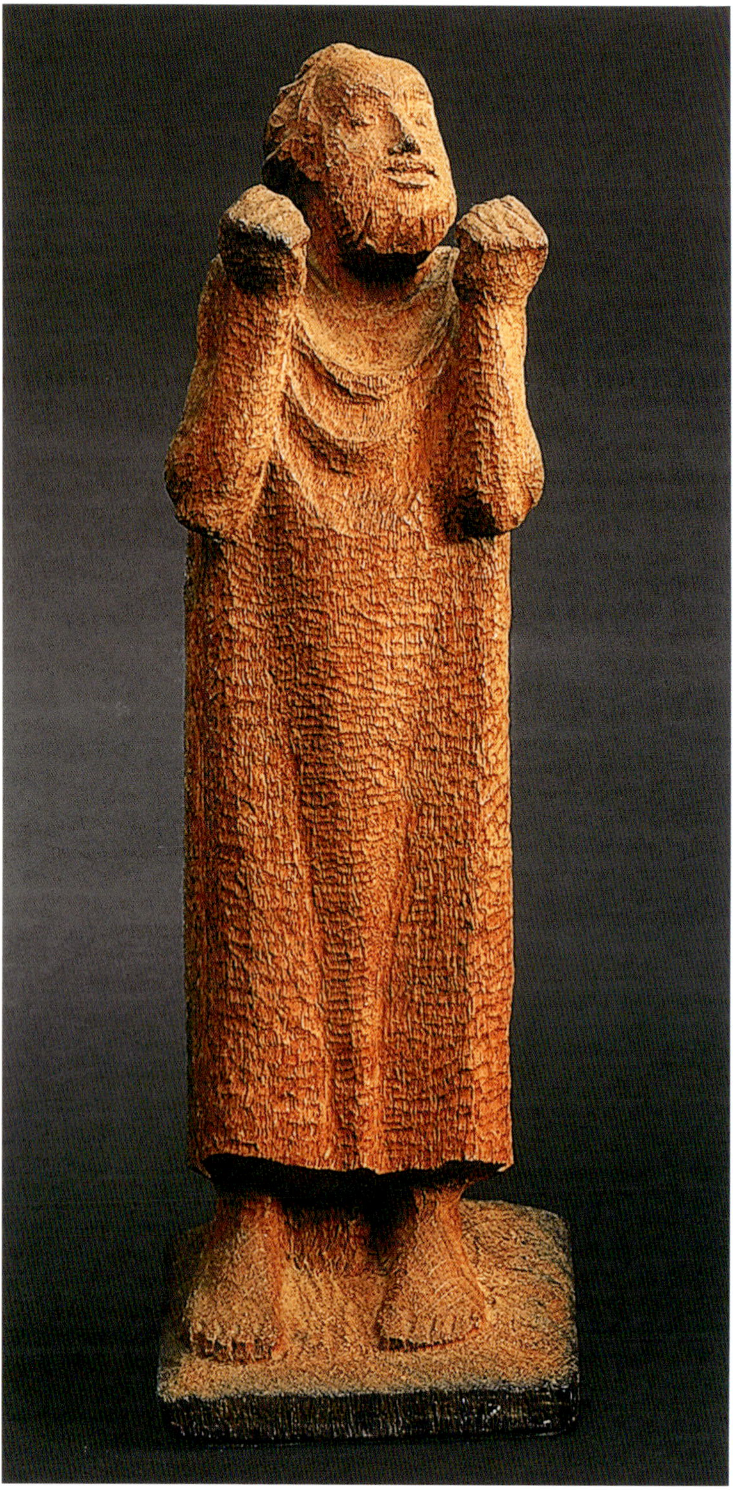

Die Oberfläche zeigt die für Barlachs frühe Holzskulpturen charakteristische Art der Bearbeitung mit dem Hohleisen: Alle Partien des dunkel getönten Holzes weisen eine aus kurzen Kerben gebildete netzartige Struktur auf, die die Oberflächen vereinheitlicht und durch die weiche Reflektion des Lichtes lebendig schimmern läßt.

Der Wüstenprediger, 1912

Holz (Eiche)
65,7 × 21,2 × 17,6 cm; Inv. Nr. P 1962/3

Wie der *Sterndeuter* und der *Sonnenanbeter* (vgl. S. 42 und S. 53) ist auch der *Wüstenprediger* eine Figur aus der archaischen Welt der Bibel, mit der sich Barlach seit 1909 in zahlreichen Zeichnungen befaßte. Gerade aufgerichtet steht der kräftige Mann auf einer abschüssigen Standfläche und wendet sich mit seiner erregten Rede an eine unsichtbare Zuhörerschaft. Der Mann ist in ein schlichtes Gewand gehüllt, das die Arme freiläßt und in glatten Bahnen bis zu den nackten Füßen herabfällt. Kräftige Riefelungen des Holzes deuten die grobe Struktur des Stoffes an und verweisen so auf die asketische Lebensführung des Predigers. Das breite Gesicht ist von einem dichten Bart gerahmt. Über der gewölbten Stirn ist der Schädel kahl; die seitlichen und hinteren Partien des Kopfes sind von welligem Haar bedeckt. Die aufgerissenen Augen, deren Blick in eine unbestimmte Ferne gerichtet ist, und der sprechend bewegte Mund machen die Intensität des seelischen Erlebens und den Willen zur Mitteilung deutlich. Daß der Ausdruck des innerlich Geschauten in einer auch anderen Menschen verständlichen Sprache Anstrengung kostet, wird durch die Gebärde unterstrichen: Die nackten Arme sind vor dem Körper angewinkelt; die bis zur Höhe des Gesichts gehobenen Hände, die zu Fäusten geballt sind, unterstreichen den drohend-beschwörenden Charakter der Rede. Der gesamte Körper des *Wüstenpredigers* ist von einer kraftvollen Spannung erfaßt. Seine in der seitlichen Ansicht erkennbare Neigung und Drehung läßt den geistigen Widerstand spüren, gegen den der Redner angeht. Die Kluft zwischen den Gewißheiten des Inspirierten und den Vorstellungen der Zuhörer scheint groß, vielleicht sogar unüberwindlich. Hier wird deutlich, daß die Figur des *Wüstenpredigers* auch als Ausdruck der Erfahrung des Künstlers verstanden werden kann, dessen Ruf nach geistiger Besinnung den Mitmenschen exzentrisch erscheint, obwohl er aus einer unvoreingenommenen Perspektive betrachtet »grade als normal gegenüber der sonstigen Normalität… als Aufbäumung gegen Üblichkeit und Banalität« gelten kann (Br II, S. 799).

Schwebender, 1912

Kohle
26,5 × 38,9 cm; Inv. Nr. Z 1967/17

Die Vorstellung, in einer Zeit des krisenhaften Umbruchs zu leben, war für die Arbeit vieler Künstler in den Jahren vor dem Ersten Weltkrieg prägend.

Das verbreitete Interesse an der Gestaltung apokalyptischer Visionen, das sich in der Kunst des Expressionismus beobachten läßt, begründete sich aus diesem Lebensgefühl. In der Beschwörung des Weltendes mischte sich häufig die Angst der Künstler vor den erwarteten technologischen, ökonomischen und politischen Katastrophen mit der Hoffnung auf einen radikalen Umsturz der als erstarrt und lebensfeindlich geschilderten

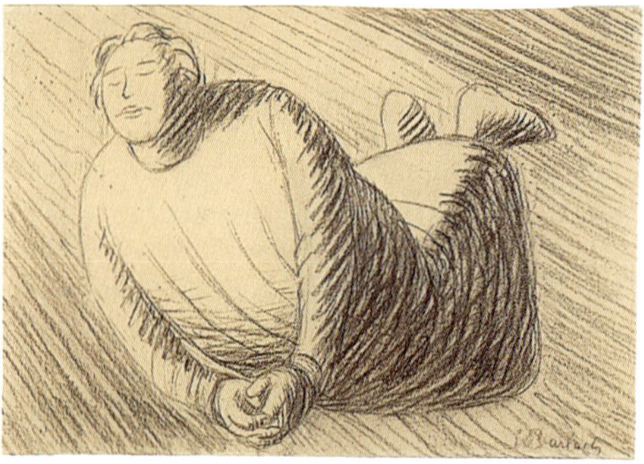

gesellschaftlichen Verhältnisse. Die Überzeugung von der Notwendigkeit einer tiefgreifenden geistigen Erneuerung der Menschheit veranlaßte auch Barlach dazu, sich mit dem Thema der Apokalypse zu befassen. Seit 1911 entstanden zahlreiche Zeichnungen, die posauneblasende, glockenläutende oder vorwärtsstürmende, das göttliche Strafgericht ankündigende himmlische Wesen sowie erschreckende, fliehende, erwachende, aufschwebende und herabstürzende Menschen darstellen. Die genannten Blätter waren vom Künstler vermutlich zur Veröffentlichung in einem größeren graphischen Zyklus bestimmt. Diese Veröffentlichung kam jedoch nicht zustande. Von den 27 Zeichnungen zur Apokalypse, die Barlach zu Beginn des Ersten Weltkriegs zählte, wurden um 1916/17 nur eine kleine Zahl von Entwürfen als Lithographien gedruckt.

Im Jahr 1912 zeichnete Barlach in mehreren Fassungen eine im All schwebende menschliche Gestalt. Im Kontext des Jüngsten Gerichts, das die Bibel schildert, wäre diese Gestalt als ein von den Toten auferstandener Mensch zu deuten, der zum Thron Gottes aufsteigt. Der Schwebende ist in ein langes, schlichtes Gewand gehüllt. Die ruhige Haltung des Körpers, die vor dem voluminösen Leib gefalteten Hände, die geschlossenen Augen und der gelöste Ausdruck im glatten, zum Licht gewendeten Gesicht lassen das furchtlose Vertrauen auf die Gnade Gottes erkennen. In einem allgemeineren Sinne kann die schwebende Gestalt als Bild des Zustands einer geistigen Entrücktheit interpretiert werden. Gemeint ist die Erfahrung des Befreitseins von den Zwängen des irdischen Hier und Jetzt, wie sie dem Menschen im Traum oder aber auch in rauschhaft gesteigerten Gefühlszuständen zugänglich ist.

Der Rächer, 1914

Bronze (Guß von 1957)
44 × 58,3 × 22 cm; Inv. Nr. P 1979/1

Zu Beginn des Ersten Weltkriegs gewann das Thema des von ekstatischer Wut ergriffenen archaischen Kriegers für Barlach neue Aktualität. Im September 1914 begann er, seinen »Berserker Nr. 3« in Ton zu formen. »Der Berserker ist mir der kristallisierte Krieg, der Sturm über alles Hindernis, so daß mans glaubt«, schrieb er am 5. September 1914 in sein Tagebuch (Pr II, S. 43). In der Konzeption dieses Schwertkämpfers griff Barlach auf die Figur eines mit geballten Fäusten über die Erde fliegenden Mannes zurück, die er 1912 als Zeichnung zum Thema der Apokalypse erfunden hatte und später unter dem Titel *Stürmender Barbar* veröffentlichte.

Mit weit nach vorn geschobenem Oberkörper steht der *Rächer* auf dem rechten Bein. Das linke ist so schwungvoll in die Horizontale gehoben, daß die Gesetze der Schwerkraft fast außer Kraft gesetzt zu sein scheinen. Die zur rechten Schulter geführten Hände umklammern den Griff eines über den Rücken gebogenen, langen Schwertes. Im Unterschied zu den vor 1914 entstandenen Figuren, deren Körper und Gliedmaßen sich kräftig runden, fallen in der Gestaltung des *Rächers* scharfkantig gegeneinander gesetzte geometrische Formen ins Auge. Sie machen deutlich, daß Barlach die neuen Gestaltungsprinzipien, die vom Kubismus und Futurismus eingeführt worden waren, trotz seiner Distanz gegenüber diesen avantgardistischen Stilströmungen durchaus zur Kenntnis nahm und für seine künstlerischen Absichten zu nutzen verstand: Die Basis der Figur, die durch das gebeugte rechte Standbein und durch die herabhängenden Teile des langen Gewandes gebildet wird, baut sich aus Dreiecksformen auf, deren Flächen winklig aufeinanderstoßen. Auch das horizontal gelagerte, sich zum Kopf hin kegelförmig verjüngende Volumen des Körpers, das auf dieser Basis nicht schwer aufliegt, sondern eher zu schweben scheint, wird von flach gemuldeten, leicht in die Tiefe des Raumes hineingezogenen Bahnen umgrenzt, die sich in gradlinigen Kanten abstufen. Diese Grate laufen wie Strahlen zum Kopf hin in der Schulter zusammen und bringen die Figur optisch in Bewegung. Die Oberarme führen die dynamische Vorwärtsbewegung weiter. Erst im Ellenbogen wird sie aufgefangen, nach oben zu den Händen geleitet und über das gebogene Schwert zum Körper zurückge-

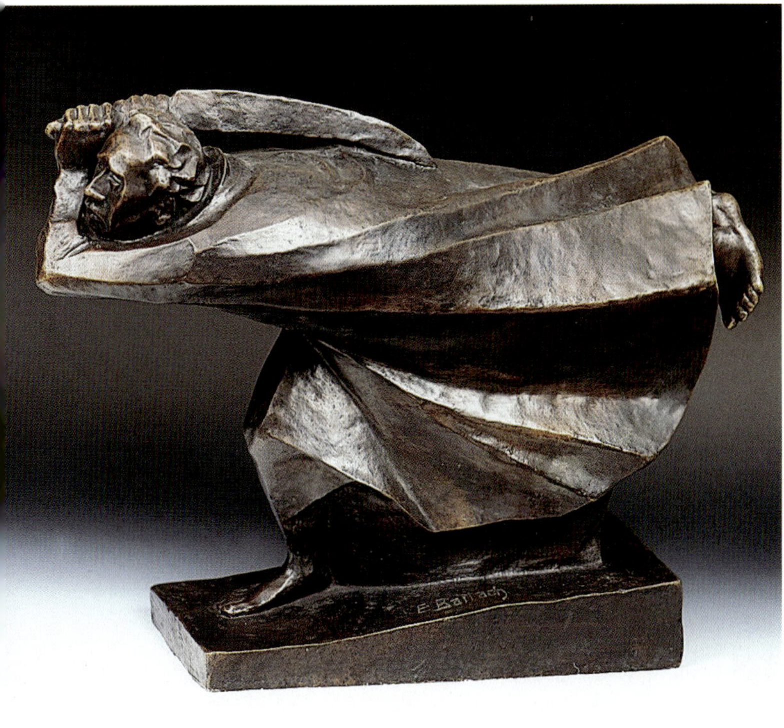

führt. Im Gegensatz zur strengen Ordnung der Gewandfalten steht die kleinteilig-lebendige Modellierung der Haare und des Gesichts: Nicht kriegerische Entschlossenheit, sondern Anstrengung und furchtsames Zögern bestimmen das Mienenspiel des *Rächers*. Seinen Widerhall findet dieser Ausdruck in der Gestaltung der Rückseite der Figur. Der Verlauf der wellig vor und zurück fließenden Kanten und Furchen wirkt nicht dynamisch geordnet, sondern eher chaotisch gebrochen.

Diese Ambivalenz des Ausdrucks reflektiert die zwischen Begeisterung und Angst schwankende Gefühlslage des Künstlers zu Beginn des Ersten Weltkriegs. Übereinstimmend mit der Meinung der großen Mehrheit der Deutschen stand für Barlach zu Beginn des Krieges die moralische Berechtigung der Politik des Wilhelminischen Reiches außer Frage. Die Kriegserklärung galt als unvermeidliche Entscheidung zur Verteidigung der von den feindlichen Nachbarn bestrittenen, legitimen Interessen der deutschen Nation. Einer vor allem unter Intellektuellen und Künstlern zum damaligen Zeitpunkt verbreiteten Vorstellung über die Notwendigkeit eines apokalyptischen Reinigungsprozesses folgend, erhoffte sich Barlach vom Krieg einen grundlegenden Wandel der festgefügten gesellschaftlichen Verhältnisse durch eine das gesamte Volk ergreifende Besinnung auf geistige Fragen. In der Kriegsbegeisterung der Massen sah er den Beweis für eine weitverbreitete Sehnsucht nach »Weitung und Erhöhung« (Br I, S. 431) und für die Bereitschaft zum Kampf für ideale Ziele, die für ihn mit der Verteidigung der nationalen Würde verbunden waren. Trotz dieser idealistischen Verkennung des Geschehens blieb Barlach von Kriegsbeginn an ein nachdenklicher, genau beobachtender Künstler, den die von vielen geteilte Hoffnung auf ein schnelles, siegreiches Ende nicht davon abhielt, die grausamen Auswirkungen für alle am Krieg beteiligten und von ihm betroffenen Menschen zu bedenken.

Massengrab, 1915

Kohle
49,6 × 39,5 cm; Inv. Nr. Z 1965/8

»Gewiß, wir sind alle in ›gehobener Stimmung‹. Aber ich weiß damit nichts anzufangen. Es ist ein Rausch, und die Rauschzustände sind mir verdächtig, ich sorge lieber für eine erhöhte Nüchternheit, für Fassung und klare Augen« (Pr II, S. 107). Mit dieser Tagebucheintragung vom 7. November 1914 distanzierte sich Barlach zum ersten Mal deutlich von der nationalistischen Euphorie, die die öffentliche Meinung beherrschte, und verpflichtete sich zu einer genauen, die Grausamkeiten des Krieges nicht beschönigenden Beobachtung des Geschehens.

Berichte von jungen Männern aus seinem Güstrower Bekanntenkreis, die als Soldaten im Einsatz waren, vermittelten ihm ein authentisches Bild von den schrecklichen Kämpfen an der Front. Bei der vorliegenden Zeichnung handelt es sich aber sicherlich nicht um die Bebilderung des Berichts eines Augenzeugen, sondern um eine aus eigenem inneren Erleben entstandene Vision des Künstlers: Der Blick fällt in ein offenes Massengrab, das sich in die Tiefe des Bildes erstreckt. Dicht gedrängt liegen hier die Leichen zahlreicher Soldaten. Am Rand des Grabes sitzt eine verhüllte Frau, die um die Toten trauert. Dahinter öffnet sich ein weites, ödes Gelände, in dem undeutlich die Konturen eines liegenden Pferdes sowie die Umrisse von menschlichen Gestalten sichtbar werden, die sich um die Versorgung von Verwundeten und um die Bergung von Toten bemühen.

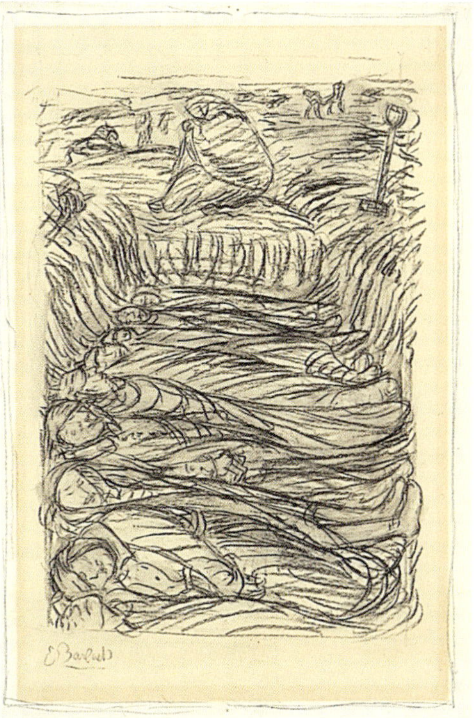

Wie schlafend liegen die Toten im Grab. Ihre verhüllten Körper lassen keine Verwundungen erkennen. Die Gesichter sind nicht schmerz- oder angstverzerrt, sondern sie wirken friedlich-entspannt.

Es muß offen bleiben, ob Barlach mit dieser von der Realität deutlich abweichenden Darstellung der Toten in erster Linie ein die Härte des Geschehens milderndes, trostspendendes Bild schaffen oder aber eher eine Formulierung für das eigene Lebensgefühl als Künstler finden wollte, der sich in seiner Rolle als untätiger Beobachter des grausamen Geschehens schuldig fühlte: »Ein Toter weiß wenigstens, daß er aus der Welt heraus ist und nicht mehr hineingehört – er muß sich also einrichten im Jenseits, so gut es geht. Aber ich im Jahre 1915! Und 14! Pilze sammeln…, Blumen pflücken, Zeitungen lesen, schmöken, Kaffeetrinken… und die Mühle hinterm Horizont im Osten und Westen mahlt Menschen, bricht Knochen, zapft Blut zu unerforschlichen Zwecken« (Pr II, S. 279).

Frierendes Mädchen, 1917

Holz (Mooreiche)
76,7 × 21 × 21,5 cm; Inv. Nr. P 1939/2

In den Jahren 1914 und 1915 erlebte Barlach den Krieg aus der Perspektive des anteilnehmenden, aber nicht unmittelbar betroffenen Beobachters, der durch Augenzeugenberichte über die Vorgänge an der Front unterrichtet war. Erst zu Beginn des Jahres 1916, als er eine elfwöchige Reservistenausbildung in Sonderburg absolvieren und dabei selbst schwere körperliche Strapazen ertragen mußte, wurde die physische und psychische Zerrüttung, die das Erleben des Krieges bei vielen Soldaten und ihren Angehörigen bewirkte, zu einer authentischen Erfahrung, die den Künstler das inständige »Seufzen nach Frieden« nun intensiv mitempfinden ließ: »Stillhalten und das Schwere stumm verarbeiten,

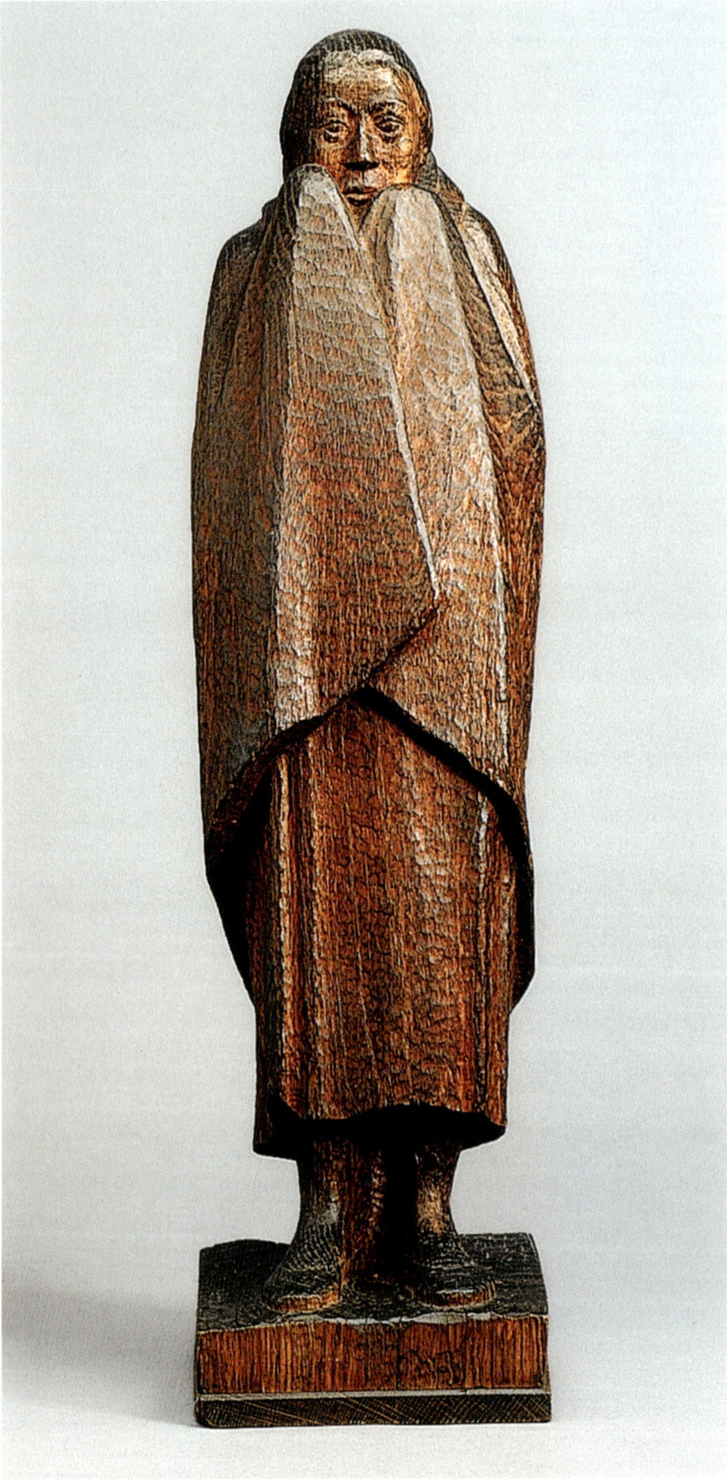

das ist wohl der große Prozeß… Sprechen tun die Augen, der Mund ist geschlossen. Widerspruch beim Empörendsten ist unmöglich« (Br I, S. 475).

Ihre künstlerische Verarbeitung findet diese Erfahrung in der Darstellung des *Frierenden Mädchens*. Aufrecht stehend, scheinbar gefaßt verharrt die junge Frau in einer Haltung, die körperliches und seelisches Leid artikuliert. Wie hinter einem Schild versteckt sie ihren Körper unter einem langen Tuch, dessen Enden vor der Brust in glatten Bahnen schräg übereinanderfallen. Die verdeckten, zur Höhe des Kinns erhobenen Fäuste verraten den Impuls, auch das Gesicht hinter der schützenden Hülle zu verbergen und erinnern darin an die anrührende Gebärde eines Kindes, das mit dem aufsteigenden Gefühl des Weinens kämpft. Die in ihrer ebenmäßigen Glätte zart und verletzlich wirkenden Züge des Gesichts lassen keine Gefühlsregung erkennen. Doch in der leichten Asymmetrie der zum Kopf gehobenen, verhüllten Hände wird die innere Bewegung sichtbar. Die weit geöffneten, ins Leere starrenden Augen deuten auf etwas Grauenhaftes hin, das das innere Erleben der jungen Frau gefangennimmt. Es läßt sie zutiefst erschrecken und verstummen, macht sie hilflos und fügt ihrer Seele eine Verwundung zu, die vielleicht nie mehr geheilt werden kann.

Ansteigendes Paar, 1917
Illustration zum Drama
Der arme Vetter
Kohle
26,7 × 34,7 cm; Inv. Nr. Z 1956/2

Im März des Jahres 1917 wurde Barlach von seinem Kunsthändler Paul Cassirer zur Einsendung einer neuen literarischen Arbeit aufgefordert, die in dessen Verlag veröffentlicht werden sollte. Barlach reichte daraufhin sein zweites Drama – *Der arme Vetter* – ein, das er auf der Grundlage früherer Notizen in den Jahren 1911 bis 1913 geschrieben hatte. In der Hoffnung, die Entscheidung des Verlages zur Annahme des Textes durch die Vorlage von Illustrationen positiv zu beeinflussen, begann er im April, etliche Zeichnungen zu entwerfen, die als Lithographien ausgeführt werden sollten. Obwohl dem Künstler die Befassung mit seinem

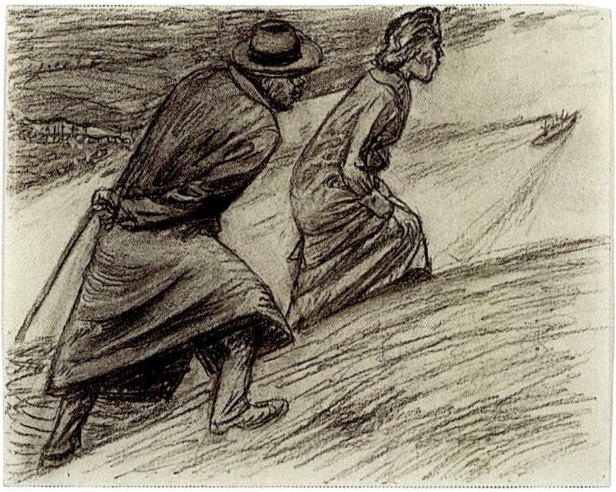

in der Vorkriegszeit entstandenen Drama zunächst fremd erschien, stellte er schon bald fest, daß die Thematik des Theaterstückes für ihn nichts an Aktualität verloren hatte.

Ort der Handlung ist das Ufer der Elbe bei Wedel, westlich von Hamburg. Auf ihrem Spaziergang an einem Ostertag begegnen sich zahlreiche Menschen. Unter ihnen befinden sich zwei junge Leute, Fräulein Isenbarn und ihr Verlobter Siebenmark, die zu den Protagonisten des Dramas gehören. Im Gespräch des Paares, das die Zeichnung noch im scheinbaren Einklang einer gleichgerichteten Bewegung darstellt, läßt sich bereits der Konflikt erkennen, an dem die Beziehung im Verlauf der Handlung zerbrechen wird: Siebenmark ist ein selbstzufriedener, in den Kategorien bürgerlicher Nützlichkeit denkender Geschäftsmann; Lena Isenbarn hingegen ist unzufrieden mit ihrem Leben und sehnt sich nach neuen geistigen Erfahrungen. Während ihres Gesprächs begegnet das Paar einem jungen Mann namens Hans Iver, der wenig später zum Auslöser des Konflikts werden wird. Hans Iver bezeichnet sich als »verarmten Vetter« eines »hohen Herrn«: Aus Ekel über die moralische Gleichgültigkeit und Selbstgefälligkeit der saturierten Gesellschaft, in der er sich überflüssig fühlt, will er sich das Leben nehmen. Nach einem Selbstmordversuch wird der Verwundete von Spaziergängern gefunden und in das Wirtshaus von Lüttenbargen gebracht, wo sich inzwischen auch Fräulein Isenbarn und Siebenmark eingefunden haben.

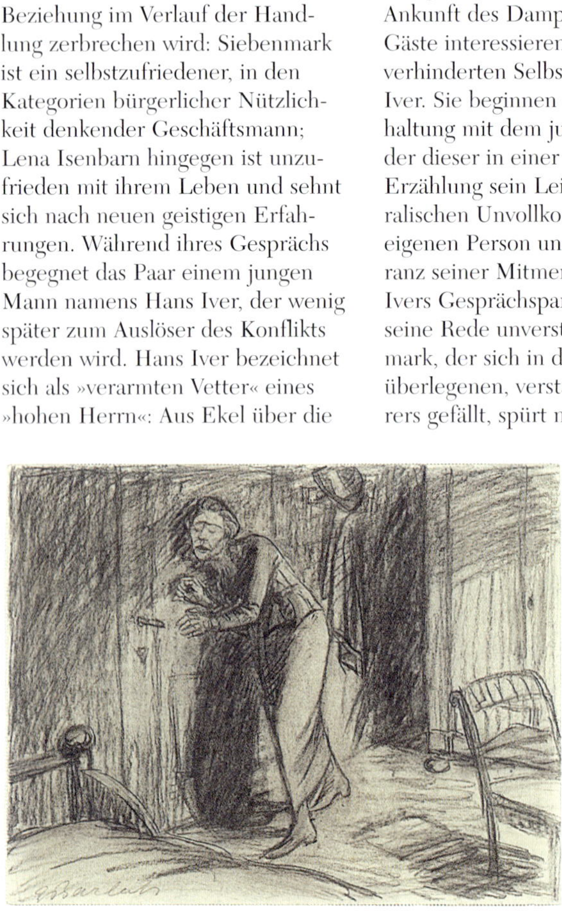

Die Lauscherin, 1917
Illustration zum Drama
Der arme Vetter
Kohle
26,6 × 34,7 cm; Inv. Nr. Z 1950/1

Einige der im Wirtshaus auf die Ankunft des Dampfers wartenden Gäste interessieren sich für den verhinderten Selbstmörder Hans Iver. Sie beginnen eine Unterhaltung mit dem jungen Mann, in der dieser in einer verschlüsselten Erzählung sein Leiden an der moralischen Unvollkommenheit der eigenen Person und an der Ignoranz seiner Mitmenschen schildert. Ivers Gesprächspartnern bleibt seine Rede unverständlich. Siebenmark, der sich in der Rolle des überlegenen, verständigen Zuhörers gefällt, spürt nur undeutlich, daß sich Ivers provozierende Worte auch an ihn richten. Lediglich Fräulein Isenbarn, die diese Unterhaltung als stille Zuhörerin belauscht, vermag Ivers Anklage zu begreifen. Die Zeichnung mit der Darstellung der Lauscherin zeigt, wie die junge Frau durch Ivers Worte erschüttert wird, ja geradezu aus dem Gleichgewicht gerät. Sie fühlt sich in ihrem Unbehagen über die vordergründige Vernünftigkeit ihres Verlobten und in ihrer eigenen Suche nach einer anderen, besseren Liebe bestätigt. Im Fortgang der Handlung wird der verwundete Hans Iver zur Zielscheibe der Sensationslust einer vergnügungshungrigen Ausflugsgesellschaft, die sich in der Wirtsstube versammelt hat. Während Siebenmark den Tumult um den lebensmüden jungen Mann untätig beobachtet, eilt Lena Isenbarn dem Verspotteten zu Hilfe und läßt ihn ihre Anteilnahme spüren. Dies provoziert die Eifersucht Siebenmarks. Doch Lena Isenbarn geht den Weg des geistigen Neuanfangs unbeirrt weiter. Mit ihrer Parteinahme für Hans Iver, der am Ende des Dramas stirbt, entscheidet sie sich für die eigene Emanzipation: Sie wird zur »Magd eines hohen Herrn«; dieser Herr ist »ihr eigener hoher Sinn«.

Gespräch vor Tisch, 1917

Illustration zum Drama
Der arme Vetter
Kohle
26,7 × 34,6 cm; Inv. Nr. Z 1971/6

Diese Zeichnung zeigt Lena Isenbarn und Siebenmark beim Disput, der nach dem Tumult in der Wirtsstube stattfindet. Die tiefe Entfremdung zwischen den beiden jungen Menschen, die sich im Fortgang der Handlung noch dramatisch steigert, wird durch das Auseinanderstreben ihrer eigentümlich instabil im Raum verankerten Körper sichtbar. Bemerkenswert ist hier wie auch in den übrigen Illustrationen die realistische Sorgfalt, mit der die räumliche Situation, die Ausstattung, die zeitgenössische Kleidung und andere Details gezeichnet sind. Diese Schilderung entsprach Barlachs Vorstellung für die Aufführung seines Stückes auf der Bühne. Er wünschte sich dafür die »allergrößte Selbstverständlichkeit und Milieu-Echtheit… als den richtigen Hintergrund für die inneren Vorgänge, die davon losplatzen und hinausdrängen« sollten (Br I, S. 545).

1918 wurde das Drama veröffentlicht; 1919 erschien eine Vorzugsausgabe mit einem Textband

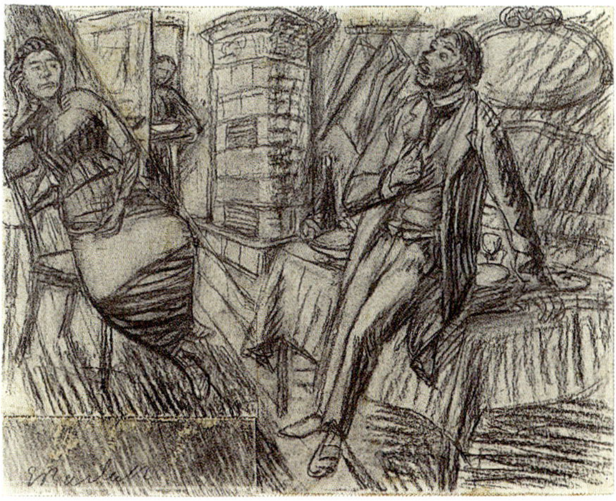

und einer Mappe mit 34 als Einzelblätter gedruckten Lithographien. Die Uraufführung des *Armen Vetters* in den Hamburger Kammerspielen leitete im März 1919 die Entdeckung Barlachs als Bühnenautor ein. In den zwanziger Jahren wurden weitere Stücke veröffentlicht: *Die echten Sedemunds* (1920), *Der Findling* (1922), *Die Sündflut* (1924), *Der blaue Boll* (1926), *Die gute Zeit* (1929). Die Inszenierungen einiger Dramen durch renommierte Theaterleute wie Jürgen Fehling und Leopold Jessner machten Barlach einem interessierten Publikum als profilierten Dramatiker bekannt.

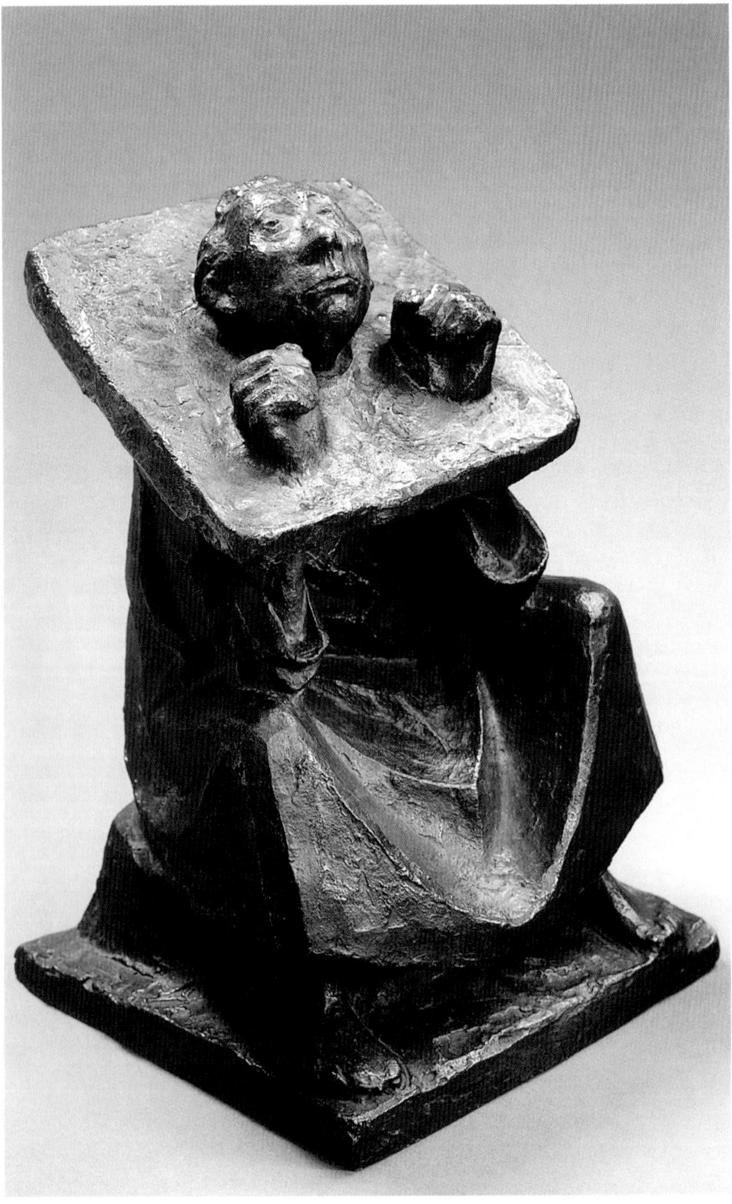

Der Mann im Stock, 1918

Bronze (Guß um 1942)
35,4 × 22,7 × 23,2 cm; Inv. Nr. P 1977/8

Wie viele andere Künstler sympathisierte auch Barlach seit 1916 zunehmend entschiedener mit kulturellen Initiativen zur Förderung einer ernstgemeinten Verständigungs- und Friedensbereitschaft im deutschen Volk, ohne sich dabei eindeutig von der patriotischen Parteinahme für die eigene Nation und für ihre idealistisch verklärten Ziele zu distanzieren. Unfähig, die militärischen Berechnungen der kriegführenden Nationen in ihrer unerbittlichen Logik zu durchschauen, und ratlos hinsichtlich der Frage, wie dem Andauern der Vernichtung von Menschenleben Einhalt geboten werden könnte, steigerte sich Barlachs Empfinden der Hilflosigkeit im letzten Kriegsjahr mitunter zur totalen Verzweiflung über den als »Weltkatastrophe« (Br I, S. 510) erlebten Krieg. Dann schienen ihm die Menschen zu ohnmächtigen Marionetten degradiert und alle Versuche einer lebensbejahenden Sinngebung der menschlichen Existenz zum Scheitern verurteilt zu sein.

In der Darstellung des gemäß mittelalterlicher Folterstrafe gefesselten und an den Pranger, das heißt zur Schau gestellten Mannes fand Barlach eine radikale Formulierung für das Gefühl, sich zu einer sowohl auf die Allgemeinheit als auch auf die eigene Person bezogenen Situation der Ohnmacht, der Entwürdigung und des Schuldigseins bekennen zu müssen. Der sitzende Mann ist durch ein Joch, das den Kopf und die erhobenen Hände umschließt, zu absoluter Bewegungslosigkeit verurteilt. Die leicht geöffneten Hände und der zum Himmel gerichtete Blick des Mannes drücken seine vollständige Wehr- und Hilflosigkeit aus. Die in der Stellung der Beine und Arme angedeutete körperliche Aufrichtung wird durch die schrägstehende Fläche der wuchtigen Platte hart abgeschnitten und umgelenkt in die Abwärtsbewegung der kantig gebrochenen Gewandfalten. Ein Ausgleich von seelischen und körperlichen Regungen ist diesem Menschen nicht möglich; die einzige Chance, frei zu werden, besteht für ihn darin, den Zustand der Bestrafung und Entehrung geistig anzunehmen und zu bewältigen.

Kruzifix I, 1918

Gips (Werkmodell)
113 × 113,5 × 20,6 cm; Inv. Nr. P 1986/3

Zu Beginn des Krieges hatte Barlach die Vorstellung, daß sich die deutsche Nation bei der gewaltsamen Durchsetzung ihrer Interessen auf göttlichen Beistand berufen dürfe, nicht in Zweifel gezogen. Zwei Jahre später war ihm diese Gewißheit verlorengegangen. Die apokalyptische Heimsuchung des Krieges konnte er sich nun nicht mehr als das Wirken einer »barbarischen Schöpferfaust«, sondern nur noch als die Untat einer »Teufelsfaust« (Pr II, S. 130) vorstellen. Im Laufe der Kriegsjahre quälte den Künstler immer stärker die Frage, ob nicht die Heilsbotschaft des Neuen Testaments durch die fortgesetzte Barbarei der kriegführenden Nationen, die sich alle auf die humanen Werte ihrer christlich geprägten Kultur beriefen, aufs Entsetzlichste widerlegt sei. In einer durch schwere Existenzsorgen geprägten Lebenssituation erhielt Barlach im Frühjahr 1918 vom Preußischen Kultusministerium überraschend die offizielle Einladung, sich an einem künstlerischen Wettbewerb zu beteiligen. Die Aufgabe bestand darin, ein Kruzifix zu gestalten, das in Eisen-

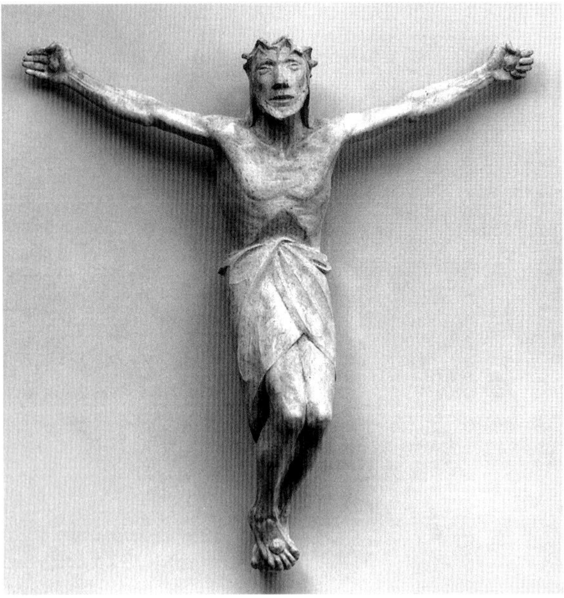

guß gefertigt und auf Soldatengräbern im Osten aufgestellt werden sollte. Bei der Vermittlung dieses mit einem festen Honorar verknüpften Auftrags, der Barlach davor bewahrte, erneut zum Kriegsdienst einberufen zu werden, hatte sein Künstlerkollege und freundschaftlicher Förderer August Gaul eine wichtige Rolle gespielt.

Angesichts der polemischen Stellung zur akademischen Tradition, die Barlach als expressionistischer Künstler einnahm, ist es bemerkenswert, wie respektvoll er sich mit dieser Arbeit in die alte, ehrwürdige Überlieferung der bildlichen Darstellung des Gekreuzigten einreihte. In Hinsicht auf die Proportionen sowie die anatomischen Details des Knochenbaus, der Muskeln und Sehnen sind hier die natürlichen Gegebenheiten des menschlichen Körpers wesentlich genauer berücksichtigt als in anderen Werken des Künstlers. Die Qualen des gemarterten Christus werden nicht durch eine expressive Verzerrung der Gliedmaßen betont, sondern eher zurückhaltend durch die Verkrampfung der Hände und Füße, durch die Spannung der sehnigen Arme, die leichte Drehung des mageren Rumpfes und die starke Einziehung der Bauchpartie angedeutet. Barlachs Christus hält seinen Kopf, der von einer Dornenkrone bedeckt ist, ganz aufrecht, so daß sich sein Gesicht mit den schmalen Schlitzen der zugeschwollenen Augen und dem schmerzlich angespannten, leicht geöffneten Mund dem Betrachter in frontaler Ansicht darbietet. Diese Darstellung verweigert den gewohnten Trost: Der Gekreuzigte wendet sein Gesicht nicht gläubig betend zum himmlischen Vater; er neigt sein Haupt auch nicht sterbend und im Sterben die Vollendung des Erlösungswerkes ankündigend zur rechten Seite. In Barlachs Interpretation harrt Christus vielmehr als Verlassener und Gepeinigter in einem Leiden, das andauert, still duldend aus.

Es war wohl die unversöhnliche Intensität dieser künstlerischen Aussage, die die für den Auftrag zuständige Berliner Fachkommission befürchten ließ, das Kruzifix sei für den Geschmack des Kaiserhauses zu streng, weshalb Barlach um einen zweiten, milderen Entwurf gebeten wurde. »Man gab mir zu bedenken, es wäre schließlich doch auch zu fragen, wie sich mein Christus mit dem Begriffe seiner göttlichen Herkunft schlechterdings vertrage. Ich antwortete: Ich habe noch keinen Gott gesehen«, berichtete Barlach seinem Freund Friedrich Schult. Im Sommer 1918 lieferte der Künstler eine zweite Fassung, die jedoch aufgrund der Entwicklung in den letzten Monaten des Krieges und nach dem politischen Umsturz im November des Jahres ebensowenig wie die erste zur Ausführung kam. Erst 1931 wurde ohne Wissen des Künstlers ein Bronzeguß der zweiten, gemilderten Version des Kruzifixes in der Marburger Elisabethkirche aufgestellt. Der durch einen »sieghaften Gesichtsausdruck« charakterisierte Christus sei derjenige, dessen Ausführung und Aufstellung er am wenigsten gewünscht habe, schrieb Barlach am 17. Oktober 1935 an Hugo Körtzinger. Er halte den ersten Entwurf des Kruzifixes für den besseren, denn in dieser Fassung sei der Christus »beladener und (doch wohl) edler«.

Moses, 1919

Holz (Eiche)
189,3 × 45,5 × 45,9 cm
Inv. Nr. P 1954/1

Die Erfahrungen des Krieges hatten Barlach in seinem Glauben an die Integrität der weltanschaulichen Grundlagen der europäischen Zivilisation tief erschüttert. Daher konnte er in den ersten Monaten des Friedens die Aufbruchsstimmung, die viele Künstler zum Engagement für die Erneuerung des kulturellen Lebens bewegte, nicht nachempfinden. Angesichts der gewalttätigen Auseinandersetzungen zwischen den polarisierten gesellschaftlichen Kräften um die neue politische Ordnung befürchtete Barlach, daß die künftige geistige Orientierung der Gesellschaft nicht in einer offenen Diskussion reflektiert, sondern durch einen oberflächlichen Ersatz überkommener Werte durch neue weltanschauliche Dogmen bestimmt werde. In der Stimmung einer tiefen Skepsis gegenüber einem von vielen Intellektuellen geforderten politischen Engagement und den damit verbundenen Hoffnungen entschloß sich Barlach im März 1919, aus dem wuchtigen Holzbalken einer alten Mühlenwelle die Gestalt des Moses zu schnitzen: »Auch fühle ich mich gezwungen, eine Mosesstatue zu arbeiten … Wir brauchen so etwas wie einen wirklichen, der sein ›Du sollst‹ dem ganzen Volk wie zehn Faustschläge auf den Kopf schmettert. Das heißt – die Figur hatte ich schon lange, nur daß ich zur Zeit Lust darauf bekam, sie zu arbeiten« (Br I, S. 537).

Auf einer blockförmigen Basis mit abschüssiger Standfläche richtet sich die Gestalt des Moses in Lebensgröße und ehrfurchtgebietender Strenge vor dem Betrachter auf. Moses ist als Gesetzgeber dargestellt, der vom Berg Sinai herabgestiegen ist, um dem Volk der Israeliten die von Gott offenbarten zehn Gebote zu verkünden. Schwer lasten die vor der Brust getragenen, zur Betrachtung dargebotenen Gesetzestafeln auf den Händen, deren Finger die Unterkante umgreifen. Von der Seite betrachtet, wird die Anstrengung des Körpers sichtbar, der sich schräg nach hinten lehnen muß, um das Gewicht auszugleichen. In frontaler Ansicht nimmt die Gestalt die Starrheit eines säulenförmigen Standbildes an, das die Unbedingt-

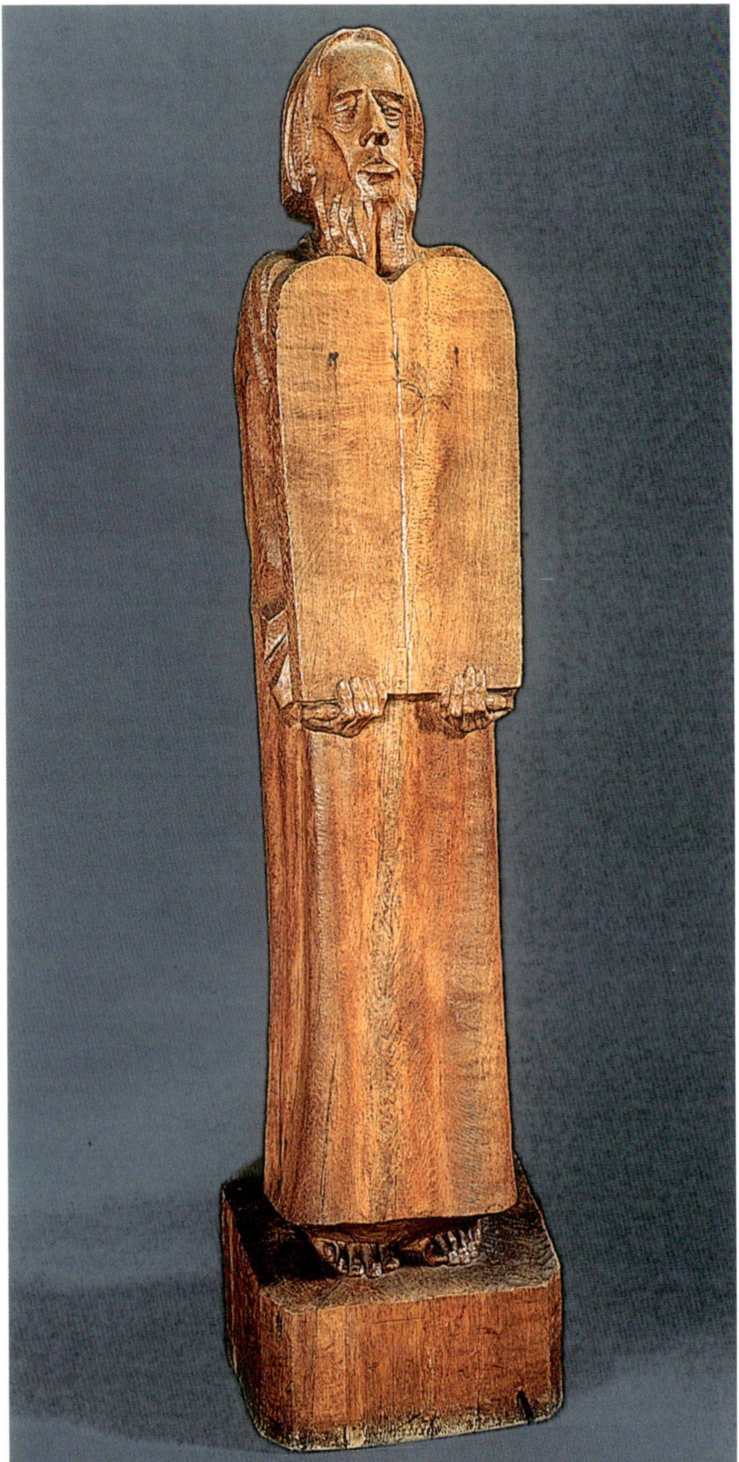

heit der Unterordnung des gesetzestreuen Dieners unter die Weisungen des strengen, strafenden Gottes des Alten Testaments zum Ausdruck bringt. Die Umrisse des in ein bodenlanges Gewand gehüllten Körpers werden von den planen Flächen der Tafeln überdeckt. Über der als Doppelbogen gebildeten oberen Kante ragt das ausdrucksstarke Haupt des Moses auf. Das von den breiten, wellig bewegten Strähnen des Haares und des Bartes umrahmte Gesicht ist schmal und kantig geschnitten. Die Einzelformen, in denen sich Barlach an den Gesichtszügen des Dichters Reinhold von Walter orientierte, sind sehr individuell gebildet: Die hohe Stirn mit den wulstig hervortretenden Augenbrauen, die von Falten umrandeten, müde wirkenden Augen, die große, etwas hochgestülpte Nase und der verschlossene Mund mit der kräftig aufgeworfenen Unterlippe fügen sich zu einer Physiognomie, die auf einen äußerst willensstarken, zugleich höchst sensiblen Charakter schließen läßt. Der Ausdruck von heftiger Erregung, von Zorn und Trauer kennzeichnet die Spannung, in der Moses als Mittler zwischen dem unsichtbaren Gott des Alten Testaments und dem auserwählten, aber immer wieder zweifelnden, unbotmäßigen Volk steht.

Die Expressivität des Kopfes, die durch energische, Licht- und Schattenzonen schaffende Kerbungen im Holz betont wird, kontrastiert höchst wirkungsvoll mit der abweisenden Schlichtheit der glatten Tafeln, die keinerlei Schrift aufweisen. Geheimnisvoll schimmern die leeren Flächen des Holzes im Licht und konfrontieren den Betrachter mit der Frage, welche ethischen Maßstäbe des jüdischen und christlichen Glaubens für sein eigenes Handeln noch Geltung besitzen. Im Entstehungsjahr 1919, kurz nach dem Ende des Ersten Weltkriegs, der das göttliche Gebot »Du sollst nicht töten« für die christliche Welt vier Jahre lang systematisch außer Kraft gesetzt hatte, formulierte Barlach mit der Figur des Moses eine künstlerische Aussage von provozierender Radikalität: Alle Werte, die die Unterordnung der Menschen unter festgeschriebene, fraglos gültige Regeln fordern, sind der Wirkungslosigkeit überführt worden. Gleichwohl muß die Frage nach den ethischen Grundlagen der gesellschaftlichen Ordnung weiter gestellt werden. Die Glaubwürdigkeit moralischer Maximen erweist sich jedoch nicht in der vermeintlichen Überlegenheit ihrer Begründung und Tradition, sondern einzig und allein im praktischen Handeln des Menschen, der sich die Frage nach dem Rechten und dem Falschen seines Tuns in freier Verantwortung stets neu vorlegen muß.

Der Flüchtling, 1920

Bronze (Guß vor 1938)
35,5 × 38,3 × 14 cm; Inv. Nr. P 1994/1

Als Gestalten, die den »Ungeheuerlichkeiten des Daseins« ausgesetzt seien, beschrieb Barlach die Hungernden, die Gebrechlichen und die Fliehenden, die seine bildnerische Phantasie in den ersten Nachkriegsjahren unaufhörlich beschäftigten (Br II, S. 800). In der Darstellung des *Flüchtlings*, in der sich der Künstler ähnlicher formaler Mittel wie in der Gestaltung des *Rächers* (vgl. S. 62f.) bediente, gelang es ihm, einen überzeugenden bildlichen Ausdruck für die seelische Not eines zur Flucht gezwungenen Menschen zu finden: Der Körper des Fliehenden gerät nicht ins Schweben, sondern bleibt der Erde fest verbunden. Die linearen Grate der stufig gefalteten

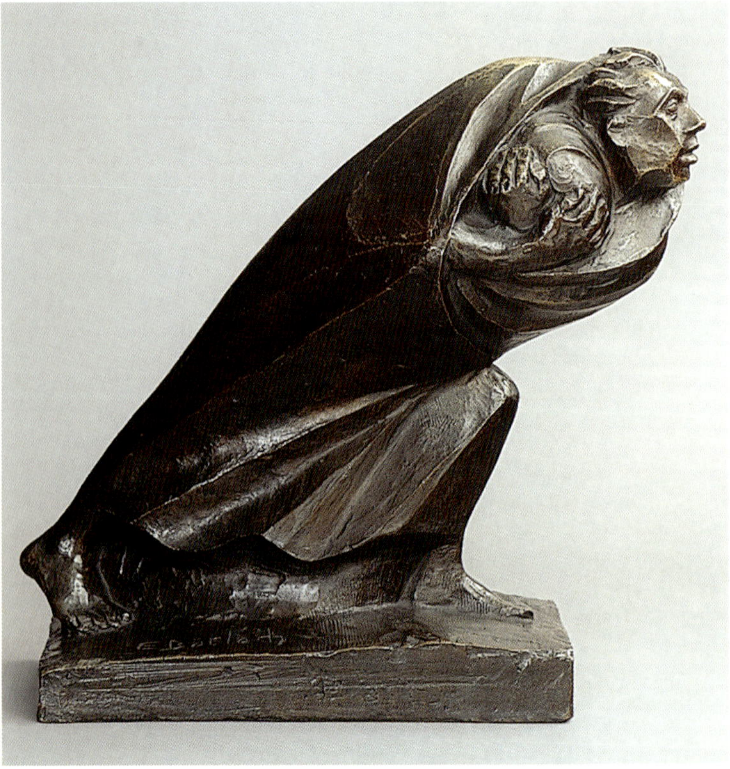

Gewandbahnen betonen die Beugung des linken Knies und machen auf diese Weise die Anstrengung sichtbar, die es kostet, den Körper in Bewegung zu bringen. Das über der Basis abgegrenzte, keilförmige Volumen des Körpers wird zum Kopf hin kompakter und schwerer. Einen markanten Akzent setzen die gekreuzten Hände, die ein Bündel mit Habseligkeiten an die Brust pressen. Parallel gekurvte Faltengrate und -furchen kreisen dieses Motiv optisch ein und binden es durch die gerade Linie der dominanten Faltenkante an den rechten Fuß, der sich nicht vom Boden lösen will. Der Körper des *Flüchtlings* tendiert zum Verharren, doch der weit nach vorne geschobene Kopf drückt das Wissen des Gehetzten um die Unvermeidlichkeit der Flucht aus. Der Gesichtsausdruck macht aber auch die Angst des Mannes vor dem im Ungewissen liegenden Ziel sichtbar.

Auch während der schweren Zeit des Krieges hielt Barlach an seiner Überzeugung fest, daß die schicksalsbedingte Erfahrung einer fundamentalen Verunsicherung der Existenz für den Menschen eine Chance bedeuten könne, sein Verhaftetsein in der nur scheinbaren Geborgenheit des bürgerlichen Lebens zu überwinden und offen zu werden für das Erleben einer geistigen »Vertiefung, Verfeinerung, Veredelung« (Br I, S. 485). Diese grundsätzlich positive Deutung existentieller Krisen war für Barlach allerdings keineswegs eine selbstverständliche Gewißheit seines Weltbildes; vielmehr mußte er sie sich immer wieder hart erkämpfen. Zeit seines Lebens kannte Barlach auch das Gefühl der Empörung und Bitterkeit über das von Elend und Leid geprägte Dasein der Menschen. Gerade in den Jahren nach 1918 war dieses Gefühl für ihn häufig bestimmend: In der Bereitschaft, die materielle und die seelische Not der Menschen nicht nur beiläufig zu registrieren, sondern in aller Härte wahrzunehmen und in der künstlerischen Verarbeitung die menschliche Kraft zur Überwindung des Leids zu finden, sah Barlach immer wieder den für ihn einzig möglichen Weg, sich von seinen Zweifeln zu befreien und Vertrauen in den Glauben zu gewinnen, daß das »Schicksal trotz allem … auf Güte und Sinn gegründet« sei (Br II, S. 127).

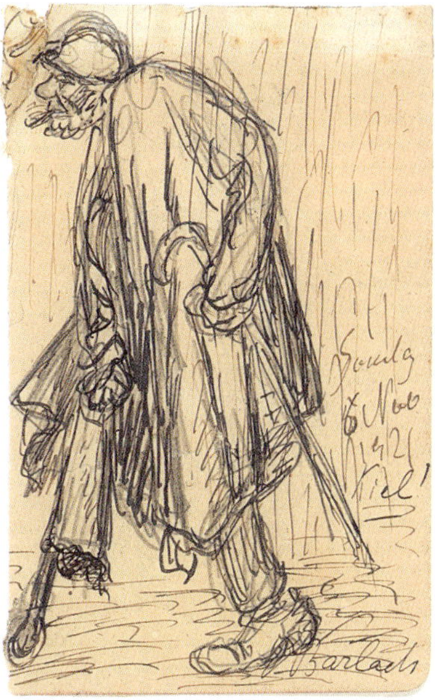

Vergnügtes Einbein, 1921

Bleistift, Feder in blauer Tinte
15 × 9,7 cm; Inv. Nr. Z 1987/6

»Ich darf mit gutem Recht von mir sagen: ich habe meinen ganzen Krempel von der Straße geholt, nicht aus den Museen oder von der Akademie.« Mit dieser von Friedrich Schult überlieferten Bemerkung aus dem Jahr 1935 machte Barlach darauf aufmerksam, daß das Beobachten von Menschen in Situationen des Alltagslebens stets und immer wieder eine wichtige Quelle der Inspiration und ein wichtiges Korrektiv für seine künstlerische Arbeit war. Auch wenn sein Formengedächtnis in späteren Jahren über ein so großes Repertoire verfügte, daß das skizzenhafte Notieren von realistischen Seherfahrungen nicht mehr dieselbe Notwendigkeit hatte wie früher, blieb es gleichwohl für den Künstler eine bei Bedarf frei verfügbare, selbstverständliche Praxis.

Ein Beispiel hierfür ist das vorliegende Blatt, das im November des Jahres 1921 entstand; in jener Zeit also, als sich Barlach in Kiel aufhielt, um ein Ehrenmal für die Gefallenen des Ersten Weltkriegs in der Nikolaikirche fertigzustellen. Die Skizze zeigt einen verkrüppelten Mann, der mit energischem Schritt nach links aus dem Bild wandert. Der Mann hat einen Stelzfuß, mit dem er offenbar so geschickt umzugehen weiß, daß er den mitgeführten Stock als Hilfsmittel gar nicht zum Einsatz bringen muß. Der heftige Regen, gegen den ihn seine schäbige Kleidung nur unzureichend schützt, vermag den Mann nicht davon abzuhalten, sich durch Rauchen bei Laune zu halten.

Von Friedrich Dross, dem Barlach diese Skizze 1934 schenkte, ist folgende Anmerkung des Künstlers überliefert: In niedergeschlagener Stimmung sei er an jenem Sonntag im November des Jahres 1921 durch die einsamen Straßen von Kiel gewandert. Da habe er plötzlich einen fröhlich rauchenden und Kippen sammelnden Einbeinigen gesehen, der ihm Mut gemacht und damit zu dieser Skizze veranlaßt habe.

Das vergnügte Einbein, 1922

Kohle
50,6 × 37,4 cm; Inv. Nr. Z 1967/6

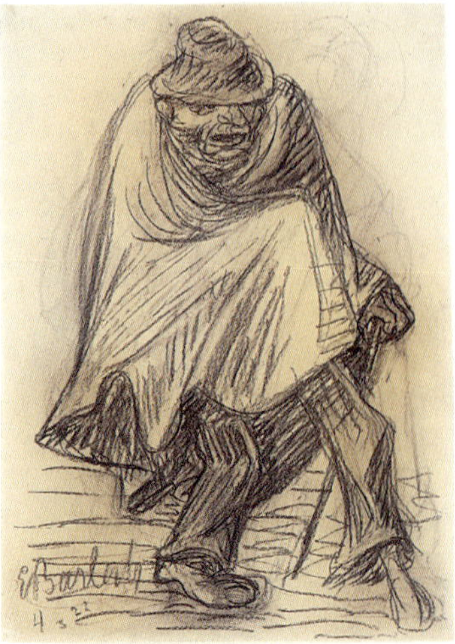

Während seines Aufenthalts in Rußland hatte Barlach mit Anteilnahme die Verhaltensweisen der vielen blinden oder auf andere Weise körperlich geschädigten Menschen beobachtet, die als Bettler auf den Straßen ihr Dasein fristen mußten. Im Verlauf des Ersten Weltkriegs kehrten viele Soldaten als Krüppel in die Heimat zurück. So gehörten in den ersten Nachkriegsjahren zum Bild des Straßenlebens in deutschen Städten die vielen Kriegsinvaliden, deren Schicksal Barlach an das in Rußland beobachtete Elend der Bettler erinnerte und erneut zu künstlerischer Verarbeitung drängte.

Dieses Blatt, das aus dem für das zeichnerische Werk außerordentlich produktiven Jahr 1922 stammt, diente als Vorlage für eine Lithographie, die in einer losen Folge von insgesamt sieben Blättern unter dem Titel *Die Ausgestoßenen* noch im selben Jahr vom Paul Cassirer Verlag veröffentlicht wurde.

Im Vergleich des bereits besprochenen Skizzenblattes aus dem Jahr 1921 mit der vorliegenden Zeichnung wird deutlich, wie Barlach das in der Realität des alltäglichen Lebens Beobachtete durch seine Verarbeitung zur künstlerischen Vision verdichtete, in der eine über das Situations- und Zeitbedingte des Motivs hinausreichende, das allgemein Menschliche des Themas erfassende sinnliche Wahrheit aufscheint. Die Darstellung zeigt einen Einbeinigen, der, von links kommend, schräg nach rechts in den Vordergrund hineinschreitet. Mit schonungsloser Härte stellt die Zeichnung die körperlichen Gebrechen des Mannes mit dem Stelzfuß bloß. Der gesamte Körper scheint verwachsen, verrenkt, gebrochen zu sein. Der unter einem Umhang verborgene Rumpf und die Gliedmaßen sind in einer allen Vorstellungen über einen organischen Körperaufbau widersprechenden, grotesken Weise zusammengefügt. Die Art, wie der Kopf zwischen den Schultern sitzt, erinnert an die Haltung eines Buckligen. Unter dem tief in die Stirn gezogenen Hut wird das Gesicht sichtbar, das in seinen verzerrten Zügen die körperliche Anstrengung und die Schmerzen artikuliert, die für den Krüppel mit der Fortbewegung verbunden sind.

Der aus leicht untersichtiger Perspektive und dadurch in seinem plastischen Volumen erfaßte Umhang wird durch die Linie des in heftiger Bewegung schaukelnden Saumes begrenzt. So wird die geistige und körperliche Kraft erkennbar, die dieser Mann mobilisieren muß, um seine elementaren Lebensbedürfnisse zur Geltung zu bringen. 1934 entschloß sich Barlach, die Figur des *Vergnügten Einbeins* als plastische Arbeit auszuführen. Er opponierte damit entschieden gegen den von der nationalsozialistischen Kulturpolitik propagierten Kult des gesunden und sportlich gestählten menschlichen Körpers, mit dem die quasi natürliche Bestimmung von Mann und Frau für die nationalen Dienste in Familie, Arbeit und Armee bewiesen werden sollte, und nahm Partei für alle vom politischen Regime Ausgegrenzten und Verfolgten: »Ei, wie ist die Zeit bunt, das Hinken durch sie hin ist wahrhaftig eine symbolische Geste« (Br II, S. 476).

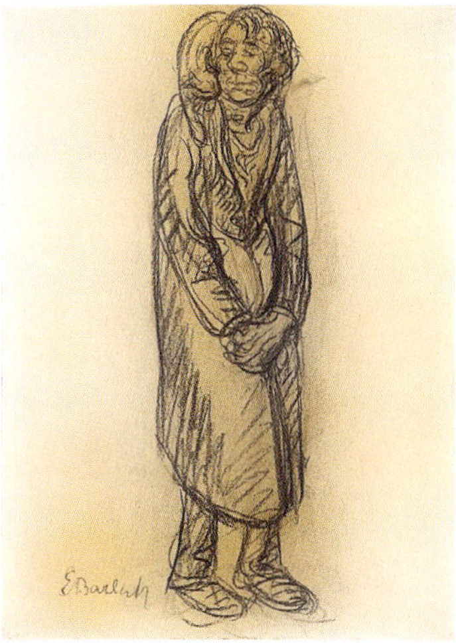

Mann mit Katze, 1922

Kohle
50,8 × 37,4 cm; Inv. Nr. Z vor 1937/19

Auch dieser alte Mann, der in leicht aus der frontalen Ansicht zur Seite verschobener Perspektive dargestellt ist, scheint ein Ausgestoßener oder doch zumindest ein Einsamer zu sein. Nachlässig in einen alten Mantel gekleidet, steht er in unsicherer, gebeugter Haltung da. Die Arme hängen kraftlos vor dem Körper; die übereinandergelegten Hände unterstreichen seine Hilflosigkeit. Nur der Kopf deutet eine aktive Regung an: Er wendet sich zur rechten Schulter, auf der eine Katze balanciert. Eng schmiegt diese ihren Körper um den Nacken des Mannes. Die entspannten Züge seines von Alter und Leid gezeichneten Gesichts bringen zum Ausdruck, wie sehr der Alte des Trostes bedarf, den das seine Nähe suchende Tier mit seiner Lebendigkeit und Wärme für ihn bedeutet.

Bezeugen die hart und entschieden gesetzten Kohlestriche in der Zeichnung *Das vergnügte Einbein* die Entschlossenheit des Künstlers zu rücksichtsloser Direktheit in der Erfassung eines grotesk, ja abschreckend wirkenden Motivs, so demonstriert die leichte, bewegliche, differenzierte Linienführung des Blattes *Mann mit Katze* Barlachs bemerkenswerte zeichnerische Fähigkeit im sensiblen Formulieren zarter und inniger seelischer Stimmungen.

Der Rächer, 1922

Holz (Linde)
57,2 × 78,9 × 29,1 cm; Inv. Nr. P 1975/1

1922 entschloß sich Barlach, die zu Beginn des Ersten Weltkriegs zunächst in Ton modellierte und dann in Gips abgeformte Figur des *Rächers* als Holzskulptur zu gestalten. Mit der Übertragung in das Material Holz verlieh der Künstler einer seiner interessantesten plastischen Erfindungen die gültige Form. Im Aufbau der Figur folgte er sehr genau den durch das Vorbild gegebenen formalen Lösungen. Gleichwohl erscheint die Aussage durch das größere Format, durch die noch strengere Durchgliederung und Betonung der kantig gegeneinander gesetzten Flächensegmente und nicht zuletzt durch die belebende Maserung des Holzes zu monumentaler Wirkung gesteigert. Im Unterschied zum Vorbild ist das Gesicht in der hölzernen Fassung deutlicher durch

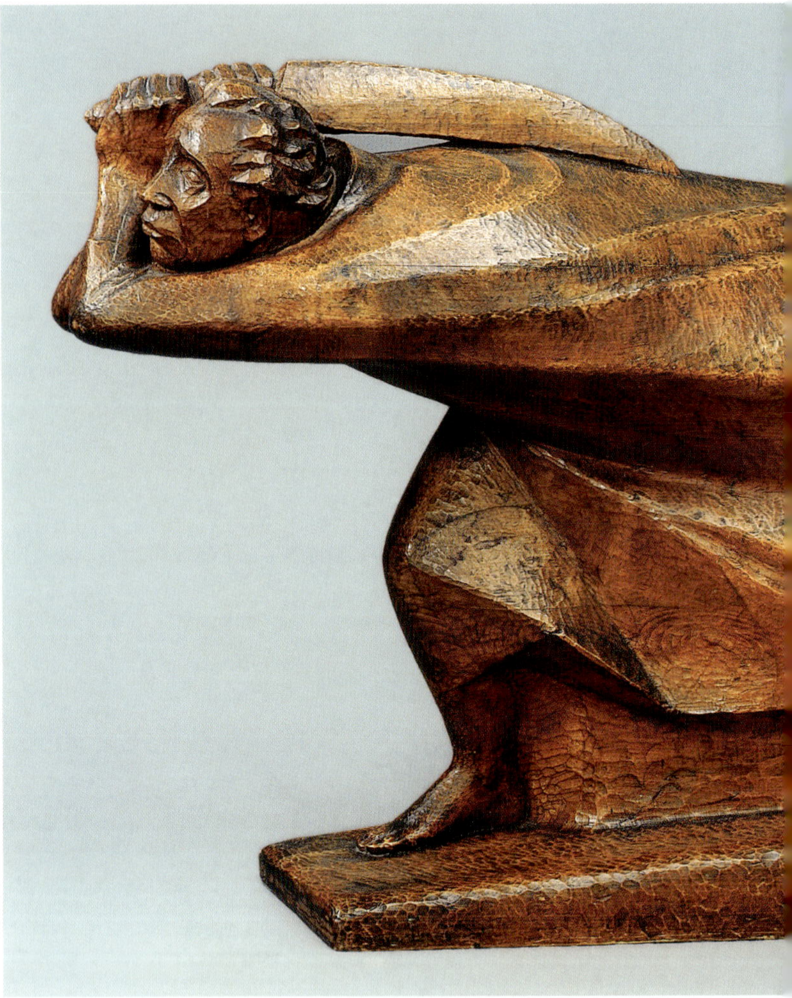

Grate und Furchen gegliedert; scharfe Falten führen von der Nase zum geschlossenen Mund und verstärken damit den Ausdruck von seelischer Pein. Barlach hat darauf hingewiesen, daß er im Gesicht seines »melancholischen Berserkers« Züge eines Porträts von Dr. Kurt Dragendorff, eines Güstrower Bekannten, verarbeitete. Dragendorff war Barlach in den ersten Wochen nach Kriegsbeginn, wo »die verschiedensten Stimmungen durcheinanderwogten« (Br II, S. 358), ein nachdenklicher Gesprächspartner gewesen.

Die geschnitzte Fassung des *Rächers* entstand 1922, in einer Phase, in der Barlachs künstlerische Arbeit nach eigenem Bekenntnis noch immer ganz vom »Erleben aus Krieg und ›Frieden‹« bestimmt war (Br I, S. 676). Symbolisierte die Gestalt des vorwärtsstürmenden Schwertkämpfers für den Künstler zu Beginn des Krieges das Hochgefühl des gemeinsamen Einstehens für die gewaltsame Durchsetzung der Rechte der eigenen Nation, so wurde sie im Jahr 1922 zum Sinnbild des Fortwirkens der destruktiven Kräfte in einer als Frieden

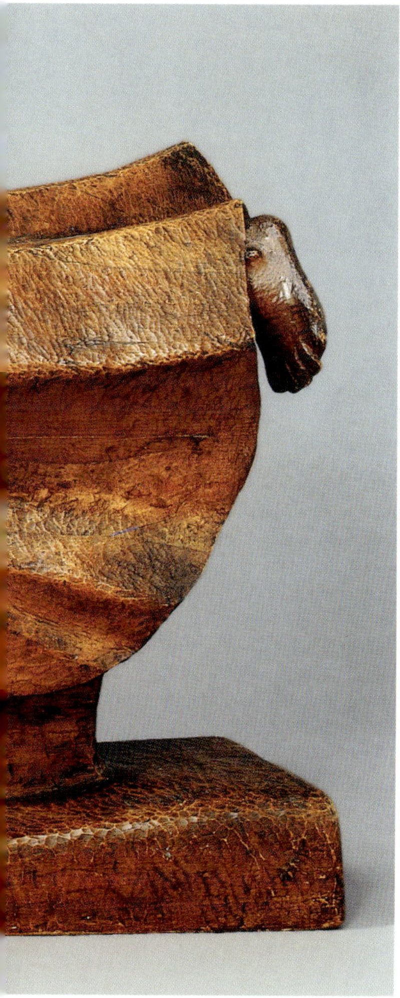

bezeichneten Zeit, in der der Umgang der Nationen miteinander sowohl auf der Seite der Sieger als auch auf der Seite der Verlierer weiterhin von Forderungen nach Rache und Vergeltung geprägt war. So kann man die Holzskulptur als Verweis auf die Kontinuität eines von Gewalt bestimmten politischen Geschehens und als Ausdruck der Sorge um die Zukunft der menschlichen Gesellschaft verstehen, die die Vergangenheit nicht bewältigt hat und damit dem Fluch, die Barbarei des Krieges zu wiederholen, zu erliegen droht.

Brief an Fritz Endres vom 16. 2. 1924

Tinte auf kariertem Papier
Inv. Nr. Au 1967/2

»Der unbewußte, herrische, auch launische Trieb macht die Hauptarbeit und kümmert sich meistens beleidigend wenig um die guten Vorsätze, er teilt nie mit, worauf es ihm ankommt, und fragt nie, ob man mit seinen Projekten einverstanden ist… Ich darf vielleicht sagen, daß mein immer gleiches Motiv die Gottmenschlichkeit ist, deutlicher: die immer erneute Festlegung der Situation des Menschen als Prozeß zwischen Himmel und Erde, eine Mischung zwischen Verzweiflung und Getrostheit. Ich sehe aber bei dieser Feststellung nicht triumphierend drein, vielmehr sauer, bin zu sehr Künstler, um letzten Endes nicht vor der Frage zu scheuen: Was kommt bei all diesen schönen Dingen als Kunstwert heraus? Denn ich empfinde ganz tief und aufrichtig, daß Kunst von ewigen Dingen in einer übervernünftigen, überlogischen Sprache spricht, wenn eben Kunst und nichts als Kunst vorliegt.«

In seinen nach 1918 entstandenen Werken, die die Leiden der Kriegs- und Nachkriegszeit thematisierten, brachte Barlach die schwere Erschütterung seines seelischen Gleichgewichts zum Ausdruck. Der Tod der Mutter 1920 und das Scheitern der Hoffnung auf eine Liebesbeziehung zur Ehefrau seines Güstrower Freundes Friedrich Schult im folgenden Jahr intensivierten das Empfinden des Künstlers, sich in einer ernsten Lebenskrise zu befinden. Das Leiden an der Einsamkeit seiner Existenz in der Kleinstadt Güstrow einerseits, die instinktive Abneigung gegenüber allen Vorschlägen zu einem Wechsel des Wohnorts und damit zu einer grundlegenden

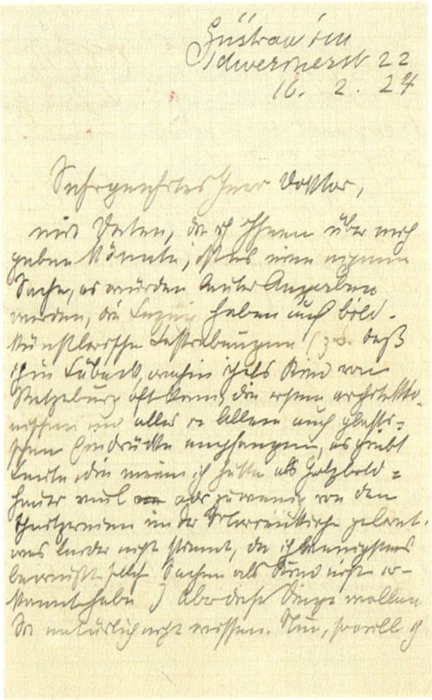
Güstrow i/M
Schwerinerstr. 22
16. 2. 24

Sehr geehrter Herr Doktor,

Änderung seiner Lebens- und Arbeitsverhältnisse andererseits begründeten Barlachs Gefühl einer tiefen persönlichen Verunsicherung, das die Jahre 1921 bis 1923 prägte. In dieser Situation wurde er sich der Bedeutung, die die künstlerische Arbeit in seinem Leben hatte, in aller Klarheit bewußt. Er erkannte, daß allein die Gewißheit, in der künstlerischen Arbeit von »ewigen Dingen« sprechen zu können, seinem Leben Sinn zu geben vermochte. Im Vertrauen auf die Produktivität seiner als beglückende Gabe empfundenen schöpferischen Kräfte gewann er eine neue Sicherheit in der Entscheidung über die für ihn richtige Lebensform, die ab 1924 zu einer Konsolidierung seiner Lebensverhältnisse in Güstrow führte.

Der Asket (Der Beter), 1925

Holz (Nußbaum)
69,6 × 32 × 32,6 cm

Ein meditierender Mann kniet auf hartem Grund. Lediglich ein niedriger Block, der als schmale Sitzfläche dient, sorgt für eine leichte Entlastung der nackten Beine. Der gerade aufgerichtete Oberkörper deutet eine immense Beherrschtheit der äußeren und inneren Haltung an. Das einzige Kleidungsstück des Mannes ist ein großes Tuch, das den hageren Leib vollständig umhüllt und dem Körper einen geschlossenen, ruhigen Umriß verleiht. Die Haltung der vor der Brust übereinandergelegten Arme läßt sich nur indirekt durch die Fixierung des Tuches erschließen. Wenige Faltenstufen gliedern die glatten Flächen in horizontaler Richtung und lenken den Blick auf die flach abgesetzte Kante des Saumes, die sich in einer vom rechten Bein aufsteigenden weiten Kurve über den Körper spannt und als breiter Kragen um den Hals legt. Das Gesicht beeindruckt durch die prägnante Symmetrie seiner Gliederung: Die geschlossenen Augen des in eine innere, geistige Welt versunkenen Mannes werden durch die Kurven der Lider akzentuiert. Von der Nase ausgehend schwingen sich die Bögen der Augenbrauen unterhalb der hohen, gewölbten Stirn zu den Schläfen. Hier stoßen sie zu beiden Seiten auf die jeweils nach unten zu den Mundwinkeln führende Linie, die durch die Abstufung der schmalen Wangen gebildet wird.

Die Gestalt des meditierenden *Asketen* macht den Preis und den Lohn eines ganz auf die Entwicklung der eigenen seelischen Kräfte ausgerichteten Lebens sichtbar. Die Härte des formalen Aufbaus der Figur steht mit dem schönen Schwung der Linien und dem weichen Schimmer der durch die Maserung des Holzes belebten Flächen in wirkungsvollem Kontrast: Der rigide Verzicht auf die Befriedigung sinnlicher Bedürfnisse ist der Preis, die Ruhe und Gelassenheit der Seele, die sich mit der

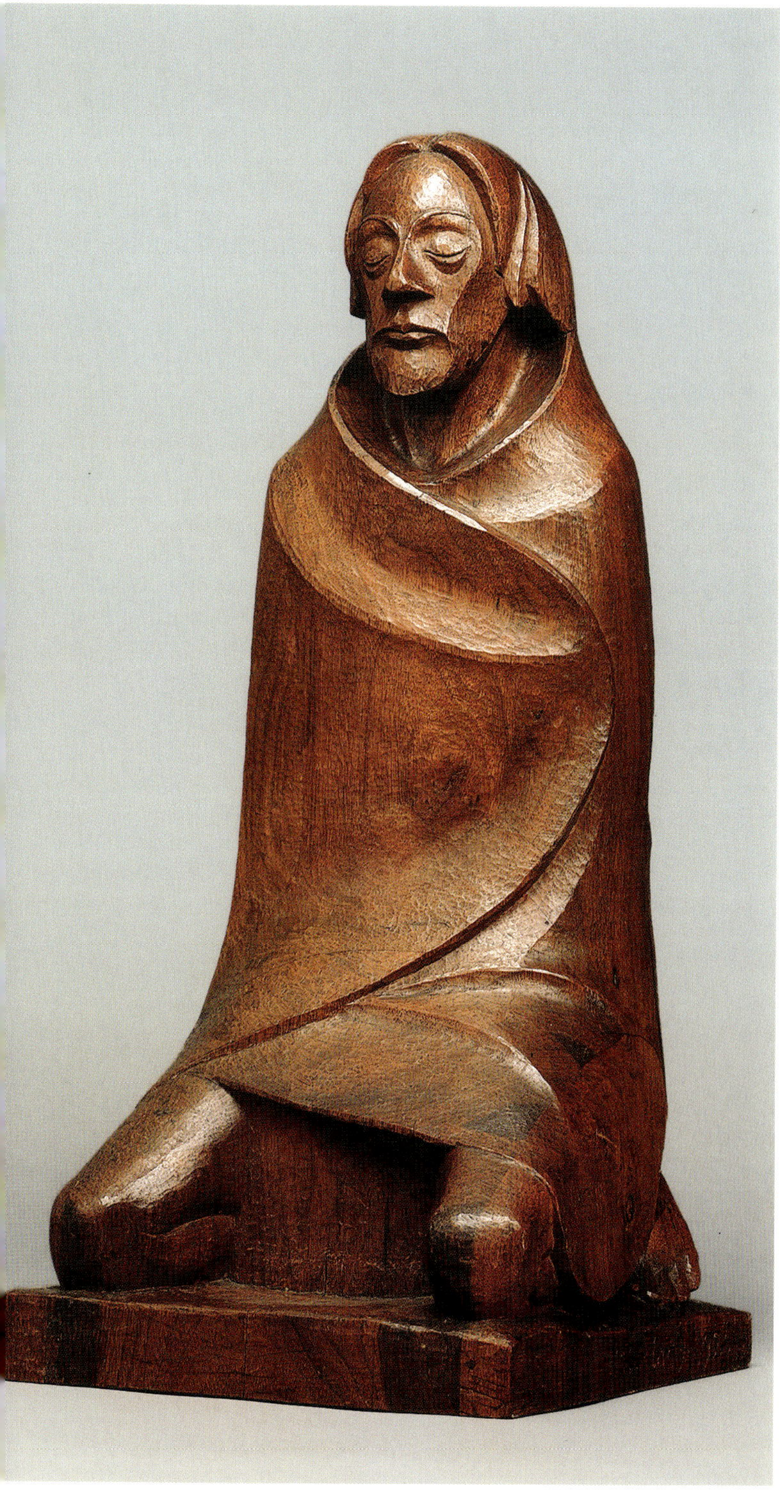

Klarheit der geistigen Einsicht einstellt, der Lohn dieser Lebenshaltung. Unverkennbar verarbeitete Barlach in der Gestaltung des *Asketen* Erfahrungen, die seine eigene Existenz als Künstler prägten. Selbstbeschränkung und Isolation als Begleitumstände seiner Situation in der mecklenburgischen Kleinstadt Güstrow erschienen dem Bildhauer seit der Mitte der zwanziger Jahre immer deutlicher als die notwendigen Bedingungen konzentrierter künstlerischer Arbeit, die er nach einer mehrere Jahre andauernden Suche nach der für ihn richtigen Lebensform bewußt akzeptierte.

Die Träumende, 1926

Kohle
34,7 × 25,4 cm; Inv. Nr. Z vor 1937/10

Am 7. Januar 1926, wenige Wochen vor der geplanten Eröffnung einer umfangreichen Barlach-Ausstellung, starb der Berliner Kunsthändler Paul Cassirer. Die seelische Erschütterung, die Barlach angesichts des Verlustes seines langjährigen Freundes und engagierten Förderers empfand, löste einen

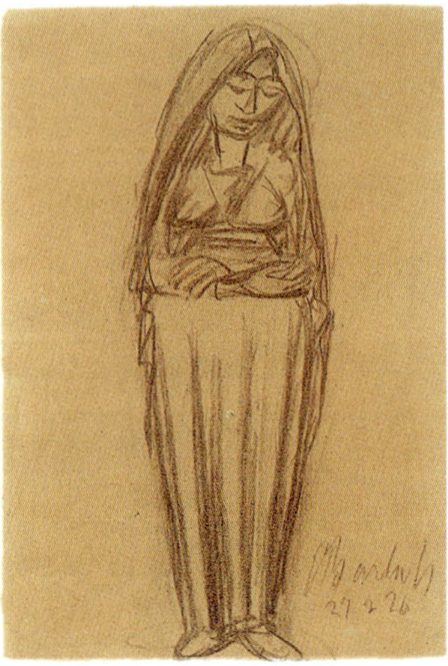

Produktionsschub aus, der sich im Februar in einer dichten Folge von Zeichnungen manifestierte. Eine Reihe dieser genau datierten Blätter zeigt einzelne männliche und weibliche Figuren, die in aufrechter, ruhiger Haltung verharren. Die an den Körper gelegten Hände, die geschlossenen Augen und die entspannten Gesichtszüge dieser Gestalten lassen erkennen, daß sie sich in eine geistige Welt vertiefen, die ihnen ein reiches seelisches Erleben gewährt. Ähnlich wie in der Gestaltung des *Asketen* versicherte sich Barlach in diesen Figuren der Bedeutung einer für ihn lebenswichtigen Erfahrung, die er auch meinte, als er in einem freundschaftlichen Kondolenzbrief der Schauspielerin Tilla Durieux, der Ehefrau Paul Cassirers, Trost zu spenden versuchte: »Alles kann versagen und mißlingen, aber der Anspruch eines reinen Gefühls, eines aufrichtigen Herzens auf Ruhe und Gleichgewicht, auf Glück und Frieden ist unverlierbar« (Br I, S. 57).

Als Barlach sich Anfang September 1926 zur Beteiligung am Wettbewerb um die Gestaltung eines Beethoven-Denkmals für den Berliner Bülow-Platz entschloß, griff er auf einige seiner im Februar gezeichneten figürlichen Entwürfe zurück, darunter auch den der *Träumenden*. In seinem Wettbewerbs-Beitrag schlug der Künstler ein etwa zwölf Meter hohes, säulenförmiges Monument vor, das von einem mächtigen Beethoven-Kopf bekrönt werden sollte. Am Säulenschaft wollte er zehn Relieffiguren anordnen, die die inspirierende Kraft der Musik zum Ausdruck bringen sollten. Nachdem sein vorgelegter Entwurf im Oktober 1926 von der Jury abgelehnt worden war, zerstörte Barlach das Modell. Zuvor ließ er jedoch den Kopf und die Relieffiguren in Gips abformen. Auf diese Weise sicherte er die Konzeption der Figuren-Reihe, die erst in den dreißiger Jahren im *Fries der Lauschenden* (vgl. S. 104) ihre gültige Gestaltung fand.

Tod im Leben (Auferstehung), 1926

Holz (Ebenholz)
83,6 × 22,9 × 16,9 cm; Inv. Nr. P 1997/1

Auf einem dreistufigen Sockel erhebt sich eine schlanke männliche Gestalt. Sie ist in ein langes Gewand und einen Umhang gehüllt, dessen glatte Flächen dem Körper einen vollständig geschlossenen Umriß verleihen. Der formale Aufbau lenkt alle Aufmerksamkeit des Betrachters auf die Gebärde und auf das Antlitz des Mannes. Das kantig geschnittene Gesicht ist leicht emporgewendet; die weit geöffneten Augen blicken nach oben, der Mund deutet ein verhaltenes Lächeln an. Der Gesichtsausdruck erscheint maskenhaft starr und zugleich lebendig bewegt im Gefühl der Überraschung und Freude. Die Gebärde unterstreicht diesen Ausdruck: Die eng vor den Körper gelegten Arme sind angewinkelt, die nach oben weisenden Hände bilden unterhalb des Gesichts eine Kelchform. Nur die Fingerspitzen berühren ganz zart die Wangen. Den Titel, unter dem die Figur bekannt wurde, empfand Barlach in späterer Zeit als irreführend; er selbst schlug die Bezeichnung »Auferstehung« vor. Der Vorgang der Auferstehung ist hier nicht zwingend im Sinne des christlichen Verständnisses als Auferstehung nach dem Tod zu interpretieren. Gemeint ist vielmehr das seelische Erlebnis einer inneren Wandlung, Erneuerung und Erleuchtung; einer menschlichen Erfahrung also, die durchaus im Diesseits verankert ist.

Die Gestaltung des Sockels erscheint äußerst ungewöhnlich. Sie entspricht nicht der ursprünglichen Konzeption der Figur, die durch eine in der Sammlung des Ernst Barlach Hauses vorhandene Entwurfszeichnung vom Februar 1926 und durch das Gipsmodell belegt ist. Vermutlich handelt es sich beim dreistufigen Sockel um eine aus technischen Gründen, möglicherweise wegen einer Beschädigung der Figur im Bereich der Füße, notwendig gewordene Lösung, die Barlach als eine der künstlerischen Aussage adäquate Form akzeptierte.

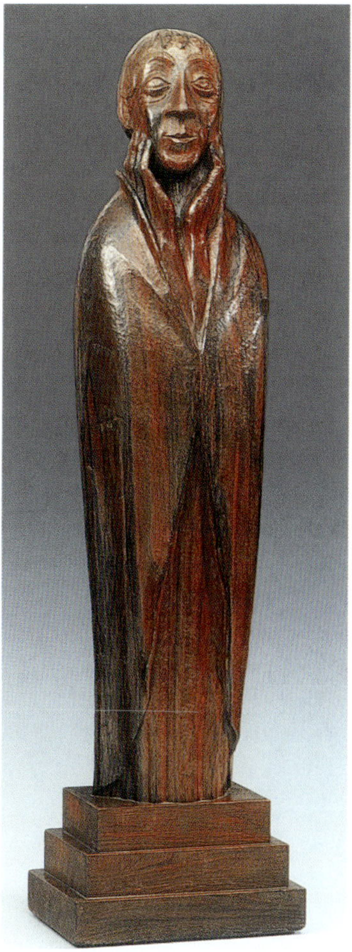

Das Wiedersehen (Thomas und Christus), 1926

Holz (Sapeli-Mahagoni)
90 × 37,4 × 24,4 cm; Inv. Nr. P 1939/1

Dieses bedeutende Werk entstand in einer Zeit, in der sich Barlach dank der intensiver werdenden Freundschaft mit Marga Böhmer, seiner künftigen Lebensgefährtin, in der provinziellen Enge seines Lebens in Güstrow endlich heimisch zu fühlen begann und voller Tatkraft neuen künstlerischen Herausforderungen entgegensah. Reisen, Abwechslung und Klimawechsel habe er nicht nötig, schrieb er im Juli 1926 an seinen alten Freund Friedrich Düsel: »Ich, bei meiner tagtäglich ausgiebigen Arbeit, bin zu glücklich, an einem Werk zu stehen, das alle Kräfte braucht und gern verbrauchen soll, unterbrechen will ich sie nicht, diese beste aller Lebensbedingungen, die aus Überzeugung von der Notwendigkeit hervorgeht« (Br II, S. 70).

Die nach einer Zeichnung aus dem Jahr 1922 gestaltete Figurengruppe stellt die Begegnung des auferstandenen Christus mit dem ungläubigen Jünger Thomas dar, von der das Johannes-Evangelium berichtet. Christus steht in einer ruhigen, aufrechten Haltung auf der linken Seite. Sein hagerer Körper ist in ein schlichtes, langes Gewand gehüllt, das bis zu den Knöcheln herabfällt. Die nackten Füße weisen ebenso wie die Hände die Nagelwunden der Kreuzigung auf. Mit seinen Armen stützt Christus den Körper des Jüngers, der sich dicht an ihn herandrängt. Mit gekrümmtem Rücken und leicht gebeugten Knien steht der Zweifler Thomas vor dem Auferstandenen in einer Haltung, die in ihrer Unsicherheit und Schwäche nach Hilfe verlangt. Seine linke Hand lastet auf der Schulter des Erlösers. Mit den Gesichtern berühren sich die beiden beinahe, doch trotz der körperlichen Nähe bleibt die geistige Distanz zwischen ihnen spürbar. Thomas, dessen Gesicht ein traurig-sehnender Ausdruck prägt, blickt mit weit aufgerissenen Augen von unten zum Antlitz des Gottessohnes empor. Christus hat sein Gesicht dem Zweifler in einer Verzeihung andeutenden Neigung zugewandt. Es ist ein hageres Gesicht, das durch die gefurchte Stirn, weit offene Augen, scharf hervortretende Wangenknochen, eine schmale Nase und dünne Lippen in seiner Strenge fremdartig, fast maskenhaft starr wirkt. Der Blick des Auferstandenen geht an Thomas vorbei in unbestimmte Ferne.

Die Erzählung des Johannes-Evangeliums vom ungläubigen Apostel Thomas hat in der Geschichte der christlichen Kunst als Bildthema, das den Glauben an die Auferstehung des am Kreuz gestorbenen Jesus bekräftigt, eine lange Tradition. Barlachs Darstellung vermag jedoch keine Heilsgewißheit zu geben: Thomas hat Christus erkannt, ohne seine Seitenwunde prüfen zu müssen, und doch findet er nicht die Nähe zum Erlöser, die er sucht. Christus erscheint nicht als der Gottessohn, der in seiner schönen Körperlichkeit den Triumph über den Tod glaubhaft macht; er bleibt in dieser Darstellung vielmehr der leidgeprüfte Mensch. Nach Barlachs Verständnis ist das Werk der Erlösung nicht vollendet, solange die Menschen nach einer durch Autoritäten beglaubigten, handgreiflichen Gewißheit der Sinngebung ihrer Existenz verlangen, statt zu erkennen, daß sich eine lebendige Gewißheit nur dann einstellen kann, wenn sich die Menschen in ihrem Handeln den Maßstäben der Wahrhaftigkeit und Mitmensch-

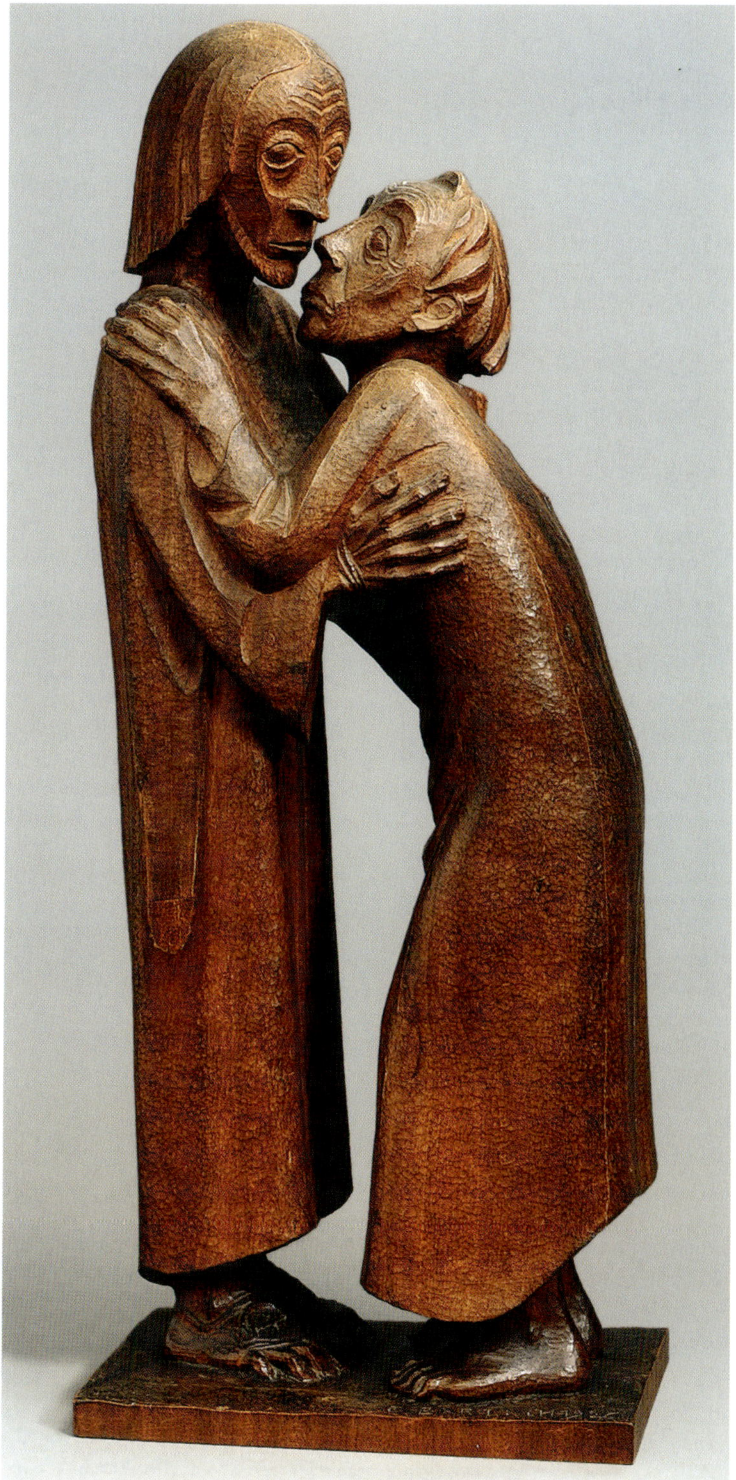

lichkeit aus freier Verantwortung verpflichtet wissen.

Diese Auffassung des Themas galt den Nationalsozialisten als »entartet«: Die Holzskulptur, die im Dezember 1926 für das Landesmuseum Schwerin erworben wurde, fiel im Rahmen der Aktion »Entartete Kunst« 1937 der Beschlagnahme anheim. 1939 gelang es Bernhard Böhmer, dem Betreuer des künstlerischen Nachlasses in Güstrow, die Figurengruppe gegen Vorlage von Devisen zurückzukaufen und an Hermann F. Reemtsma zu vermitteln, der sie noch im selben Jahr übernahm.

Entwurf zum Güstrower Ehrenmal, 1926

Bronze (Guß von 1951)
16,9 × 37,1 × 10,3 cm; Inv. Nr. P 1998/1

Im Frühjahr 1926 plante der Rat der Güstrower Domgemeinde, den Gefallenen des Ersten Weltkriegs ein Denkmal zu setzen. Vorgesehen war die Aufstellung eines Findlings auf dem Domplatz. Als der Dompfarrer Johannes Schwartzkopff Barlach um seine Meinung zu dem Projekt bat, kritisierte Barlach die materielle und künstlerische Anspruchslosigkeit der vorgesehenen Lösung. In der für ihn charakteristischen Bescheidenheit bot sich der bedeutendste Künstler der Stadt an, unabhängig von einem offiziellen Auftrag einen eigenen Vorschlag für die Gestaltung eines Denkmals vorzulegen. Mit diesem Schritt leitete Barlach eine neue Phase in seinem Schaffen ein: Es begannen die Vorbereitungen zum »großen Arbeitstag« der Jahre 1927 bis 1932, dessen Rhythmus durch die Gestaltung der Monumente für Güstrow, Kiel, Magdeburg, Hamburg und Lübeck bestimmt war. Zu Beginn des 20. Jahrhunderts hatte Barlach aufgrund seiner ablehnenden Haltung gegenüber der pathetischen Denkmalskunst, die von der offiziellen Kunstpolitik im Kaiserreich gefördert worden war, seine Bemühungen um öffentliche Aufträge eingestellt und viele Jahre lang als freier Künstler fast ausschließlich für einen von privaten Sammlern dominierten Markt gearbeitet, auf dem sein Kunsthändler Paul Cassirer als Vermittler agierte. Im veränderten politischen und kulturellen Klima der Weimarer Republik war der gereifte Künstler, der seit Beginn der zwanziger Jahre ein wachsendes Vertrauen in die gestalterische Kraft seiner künstlerischen Arbeit gewonnen hatte, nun bereit, die Wirksamkeit seiner Werke im öffentlichen Raum zu prüfen und sich damit dem Urteil eines breiteren Publikums auszusetzen.

Im Sommer des Jahres stellte Barlach Johannes Schwartzkopff seinen Plan einer schwebenden Figur vor, die in der Nordhalle des Domes aufgehängt werden sollte. Zur Demonstration präsentierte er ein Modell, das er später an Schwartzkopff verschenkte. Die vorliegende Bron-

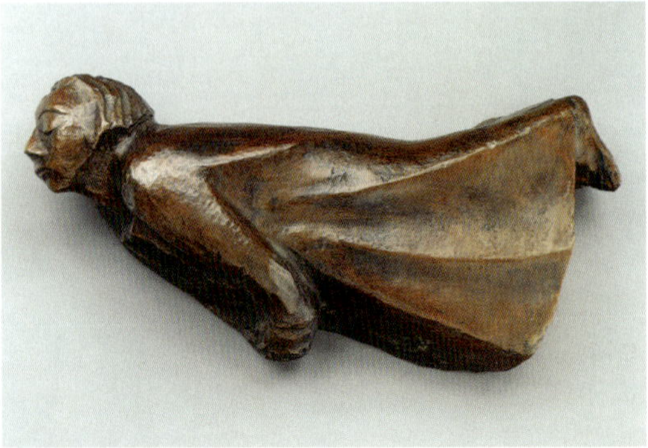

ze ist ein Guß nach diesem wohl im Juli 1926 entstandenen Gipsmodell. Der kleine Entwurf, der als Hochrelief gestaltet ist, läßt darauf schließen, daß Barlach bei seiner Figur zunächst offenbar an die Aufhängung an oder vor einer Wand dachte. Eine Reihe von Entwurfszeichnungen, die im Oktober 1926 entstanden, macht sichtbar, daß spätestens zu diesem Zeitpunkt eine Aufhängung der Figur an Ketten vorgesehen war.

Entwurf zum Güstrower Ehrenmal, 1926

Kohle
44,6 × 60,2 cm; Inv. Nr. Z 1967/7

Bei seinem Plan für den Güstrower Dom griff Barlach das Motiv der schwebenden Figur auf, die er bereits 1912 im Kontext seiner Entwürfe zur Apokalypse mehrfach gezeichnet hatte (vgl. S. 61f.). Im Modell von 1926 ist die formale Nähe zur Konzeption der Zeichnungen aus der Vorkriegszeit noch sehr deutlich. Daß Barlach dem Motiv des Schwebens in seiner Arbeit für den Güstrower Dom nun allerdings eine ganz andere Bedeutung zuordnete, erkennt man an den Veränderungen der Umrisse und der Ordnung der Gewandfalten der Figur, die er im Oktober 1926 in einer Reihe von Zeichnungen erprobte und im endgültigen Entwurf zur völligen Geschlossenheit einer Keilform fügte. Während die schwebende Figur von 1912 in ihrer kompakten Schwere die Tendenz zum Niedersinken andeutet, der eine unsichtbare, geistige Kraft zur Aufrichtung entgegenwirkt, lassen die Studien zum Güstrower Ehrenmal Barlachs Suche nach dem Ausdruck eines bewegungslosen Schwebens im Raum erkennen. Verkörperte die aufwärts schwebende Figur in den Zeichnungen der Vorkriegszeit den Zustand einer glücklichen Entrücktheit des Menschen in der momentanen Erfahrung des Eingebundenseins in einen metaphysischen Sinnzusammenhang, so ging es Barlach hier um den Ausdruck einer schmerzlichen »Erstarrtheit in vollkommener Entrücktheit«: »Es galt…, eine schwer ruhende Unbeweglichkeit als Ausdruck nie versiegenden Grams, hängend, weil der irdischen Bedingtheit entrückt, in den Brennpunkt einer ziemlich kleinen und nur zur Dämmerung erhellten Seitenkapelle des Doms zu bannen« (Br II, S. 150). In der Erinnerung an die Opfer der apokalyptischen Katastrophe des Ersten Weltkriegs, in der Verweigerung der metaphysischen Sinngebung des »unerhörten Geschehens« und in der Beschwörung der Notwendigkeit zur geistigen Besinnung des Menschen lag die Kühnheit der künstlerischen Aussage des Güstrower ›Engels‹, die von vielen der an Heldenehrungen und gängige Trostformeln gewöhnten Zeitgenossen als provozierend empfunden wurde. Nachdem die Figur im Mai 1927 im Dom aufgehängt worden war, kam in der Öffentlichkeit hef-

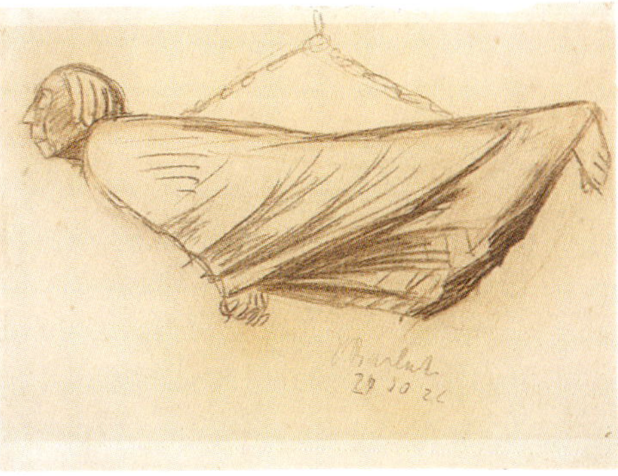

tige Kritik auf, die auch in den folgenden Jahren nie ganz verstummte und in der Zeit des Nationalsozialismus schließlich zum Abbau des Denkmals führte. Am 24. August 1937 wurde der Güstrower Engel abgehängt, magaziniert und zu Beginn der vierziger Jahre eingeschmolzen. Durch private Initiative konnte in der Berliner Gießerei Noack ein Zweitguß hergestellt werden, der bis zum Ende des Krieges auf dem Hof des Malers Hugo Körtzinger in Schnega versteckt wurde. 1952 installierte man diese Bronze in der Kölner Antoniterkirche. Der heute wieder im Güstrower Dom hängende Engel wurde nach einer Abformung von dieser Bronze gegossen.

Entwurf zum Kieler Mal, 1927

Kohle
56,4 × 56,4 cm; Inv. Nr. Z 1969/4

Im August 1926 besuchte der Kieler Stadtbaurat Dr. Willy Hahn Ernst Barlach in Güstrow, um mit ihm den Auftrag zur Gestaltung eines Monuments für die Kieler Altstadt zu besprechen. Zum Motiv des Denkmals sollte der Künstler eigene Vorschläge machen, und auch in der Auswahl des Standorts räumte ihm die zuständige städtische Kommission das Recht zur Mitsprache ein. Im Februar 1927 reiste Barlach nach Kiel, um mögliche Standorte zu besichtigen. In der Überzeugung, daß die Anbindung an ein vorhandenes Bauwerk der Altstadt die Wirkung des Monuments steigern könne, entschied er sich für den Eckplatz vor einer durch zwei Strebepfeiler gebildeten Nische an der Außenseite der Heiliggeistkirche. Im März und April 1927 entstanden zahlreiche zeichnerische Entwürfe, in denen Barlach sehr unterschiedliche Ideen für das Kieler Denkmal entwickelte. Im Sommer des Jahres fiel die Entscheidung zugunsten der sogenannten »Löwengruppe«, die auf dem vorliegenden Blatt dargestellt ist: Ein Engel, der ein spitz nach oben weisendes Schwert wie eine Kerze vor der Brust hält, steht auf dem Rücken eines löwenartigen Tieres. Der von einer Mähne gerahmte Kopf des Raubtieres hat ein menschliches Antlitz, das sich dem Betrachter mit einem ernsten, leidenden Ausdruck zuwendet. Bei der Ausführung des Hilfs-Modells im Maßstab 1:4, die um die Jahreswende 1927/28 erfolgte, nahm Barlach eine Abänderung dieses Entwurfs vor: Um ein plastisches Ungleichgewicht zu vermeiden und um das Verständnis der Gruppe zu erleichtern, formte er das Tier-Mensch-Wesen ganzheitlich als Tier.

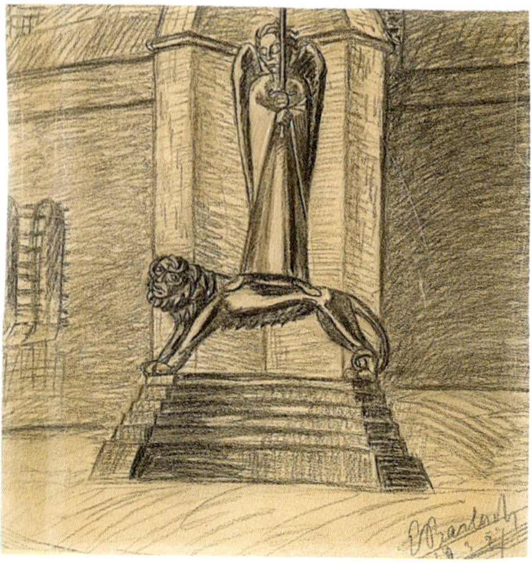

Der Geistkämpfer, 1927

Bronze (Guß von 1938)
119,3 × 54,4 × 17,4 cm
Inv. Nr. P 1940/1

Diese Bronze gibt die Fassung des im Dezember 1927 entstandenen Gipsmodells wieder, in dem Barlach seinen Entwurf für das Kieler Denkmal im Maßstab 1:4 gültig fixierte. Erst nach Vorstellung des fertigen Modells erhielt der Künstler den offiziellen Auftrag zur Ausführung des fast fünf Meter hohen Monuments für die Kieler Altstadt.

Ein wolfsähnliches Raubtier formt mit seinem bogenförmig gespannten Körper und seinen parallel gesetzten, schräg nach außen gestemmten Vorder- und Hinterläufen die brückenartige Standfläche für einen leicht und sicher auf seinem Rücken stehenden Jüngling, der durch die großen, den Körperumriß hinterfangenden Flügel als Engel charakterisiert ist. Ein langes, schlichtes Gewand und ein die Arme verdeckender Umhang betonen die Schlankheit der Gestalt. Die vor der Brust sichtbaren Hände umfassen den Knauf eines Schwertes, dessen Spitze nach oben gerichtet ist. In Verlängerung der Körperachse unterstreicht dieses lange, parierend gehaltene Schwert, das senkrecht in die Höhe weist, die aufwärtsstrebenden Kräfte der Komposition. Das leicht gesenkte, nach rechts gewendete Gesicht des Engels wirkt ernst, angespannt-melancholisch; die Wange berührt leicht die Schneide des Schwertes.

Barlachs Komposition ist in ihrer Erfindung eigenständig; gleichwohl liegen die ikonographischen Bezüge auf der Hand. So weckt der schwerttragende Engel die Assoziation an die auf mittelalterlichen Marktplätzen aufgestellten Rolandsfiguren; in ihrer Gesamtheit erinnert die Raubtier-Engel-Gruppe an die in der Geschichte der christlichen Kunst durch viele Jahrhunderte so beliebte Darstellung des Erzengels Michael im apokalyptischen Kampf gegen den Satan. In der Denkmalskunst des Wilhelminischen Reiches waren sowohl der Roland als auch die Figur des Erzengels Michael, des Schutzpatrons der Deutschen, als wehrhafte Verkörperungen der Reichsidee interpretiert worden. Gegen die militant nationalistischen Züge dieser Bildtradition grenzte sich Barlach mit seiner Gruppe in einer für die Zeitgenossen unübersehbaren Deutlichkeit ab: Es geht in dieser Gruppe nicht um einen triumphalen Sieg oder um eine vernichtende Niederlage, die sich mit einem historischen Ereignis, einem politischen Konflikt oder einer gesellschaftlichen Auseinandersetzung in Verbindung bringen lassen. Barlachs Engel ist nicht gerüstet; er kämpft nicht mit der Lanze und dem Schwert, sondern mit der Kraft des Geistes. Die wilde, zähnefletschende Bestie wird nicht getötet, sondern mit gewaltfreien Mitteln gebändigt. Es geht um einen inneren Kampf, der als dauerhafte Aufgabe zu verstehen ist: Gemeint ist die geistige Anstrengung des Menschen, die widerstreitenden, in ihrer Gegensätzlichkeit aber auch aufeinander bezogenen Kräfte seines Seelenlebens – das Zerstörerische und das Schöpferische – in der Balance zu halten und so fruchtbar werden zu lassen für eine menschliche Zukunft, die die Barbarei des Krieges nicht wiederholt.

Wie in der schwebenden Figur des Güstrower Ehrenmals beschwor Barlach auch in seinem Kieler Denkmal die Notwendigkeit des Erinnerns als Grundlage der geistigen Besinnung des Menschen mit einer Ernsthaftigkeit und Intensität, die seiner Erschütterung

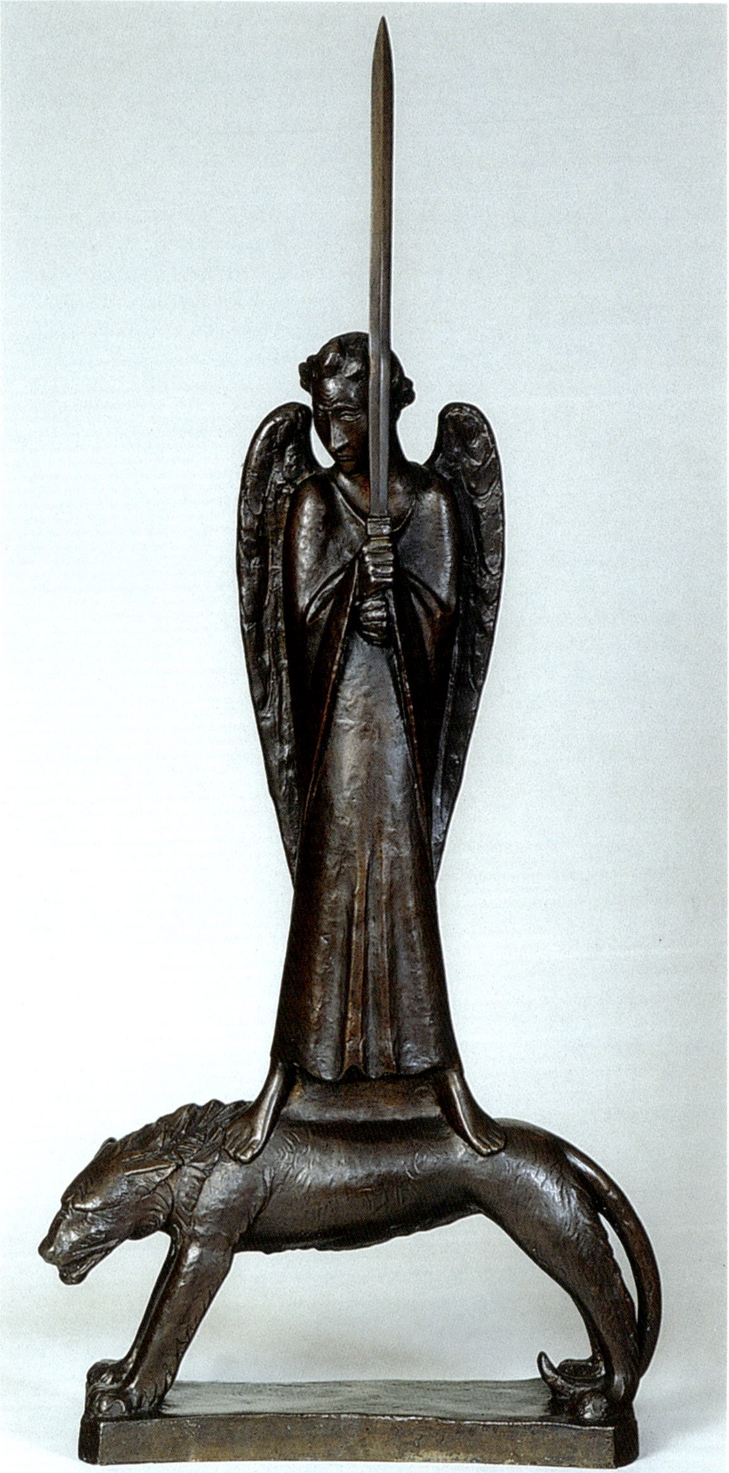

durch die Erfahrungen der jüngsten Geschichte entsprach und sich darin deutlich von der expressionistischen Aufbruchstimmung der Vorkriegsjahre absetzte.

Im November 1928 wurde das Kieler Denkmal, das schon bald als Ehrenmal verstanden und unter der vom Künstler nicht selbst gewählten, aber akzeptierten Bezeichnung *Der Geistkämpfer* bekannt wurde, an der Heiliggeistkirche plaziert. Unmittelbar danach setzten die von rechtskonservativen Verbänden mobilisierten heftigen Angriffe auf den Künstler und sein Werk ein. Am 20. April 1937 wurde der *Geistkämpfer* abgebaut. Dank des Engagements von Freunden des Künstlers konnte die Bronze vor der Vernichtung bewahrt und 1954 an der Kieler Nikolaikirche wieder aufgestellt werden.

Der singende Mann, 1928

Bronze (Guß aus den 70er Jahren)
49,3 × 46,6 × 42,6 cm; Inv. Nr. P 1979/3

Ein Jüngling sitzt in einer ungezwungenen, bequemen Haltung auf der Erde und singt. Die angewinkelten Beine – das linke ist flach auf den Boden gelegt, das rechte ist aufgestellt – streben auseinander, so daß sich das schlichte, lange Gewand über dem Schoß in glatten Bahnen spannt. Mit beiden Händen umfaßt der Sänger sein rechtes Knie und lehnt sich so weit zurück, wie es die ausgestreckten Arme erlauben. Voller Hingebung öffnet sich der Körper und bleibt doch zugleich ohne äußere Stütze im Gleichgewicht: Die durch die Musik ausgelöste Emotion, die den Körper durchströmt, bleibt offenbar unter Kontrolle. Die weich und zugleich angespannt wirkenden Züge des emporgewendeten Gesichts werden durch die gekurvten Linien der geschlossenen Augen, durch die große Nase mit den geblähten Flügeln und durch den weit geöffneten Mund mit der prägnant konturierten Oberlippe akzentuiert. Zwischen den lebendig bewegten Augenbrauen runzelt sich die Stirn über der Nasenwurzel in kurzen Falten. Der Ausdruck der inneren Bewegung macht sowohl die Intensität des Gefühls als auch die Konzentration auf seine Artikulation sichtbar. Dieser Sänger ist ein künstlerisch empfindender Mensch, der – wie dies Bertolt Brecht in seinen Notizen zur Berliner Barlach-Ausstellung 1952 sehr treffend beobachtete – an seinem Gesang ›arbeitet‹: *Der singende Mann* »singt allein, hat aber anscheinend Zuhörer. Barlachs Humor will es, daß er ein wenig eitel ist, aber nicht mehr, als es sich mit der Ausübung von Kunst verträgt.«

Diese Skulptur, die zu den bekanntesten und beliebtesten Werken von Ernst Barlach gehört, entstand in einer Phase, in der sich der allmählich zu Ruhm kommende Künstler trotz fortgeschrittenen Alters und trotz gesundheitlicher Probleme auf dem Höhepunkt seiner Schaffenskraft fühlte. In der entspannten Heiterkeit, die das Werk ausstrahlt, vermittelt sich auf überzeugende Weise Barlachs Freude an der schöpferischen Arbeit und sein Bewußtsein von der Sinnerfüllung seines Lebens durch diese Arbeit.

Im Unterschied zur blockhaften Geschlossenheit, die für die meisten Skulpturen Barlachs charakteristisch ist, verbindet sich in der Figur des *Singenden Mannes* die Kompaktheit der einzelnen Volumina mit einem durchbrochenen, den Leerraum als optischen Wert in die Gestaltung einbeziehenden Aufbau: Über der Basis des auf den Boden gelegten Beines öffnet sich die Figur in den schräg auseinander-

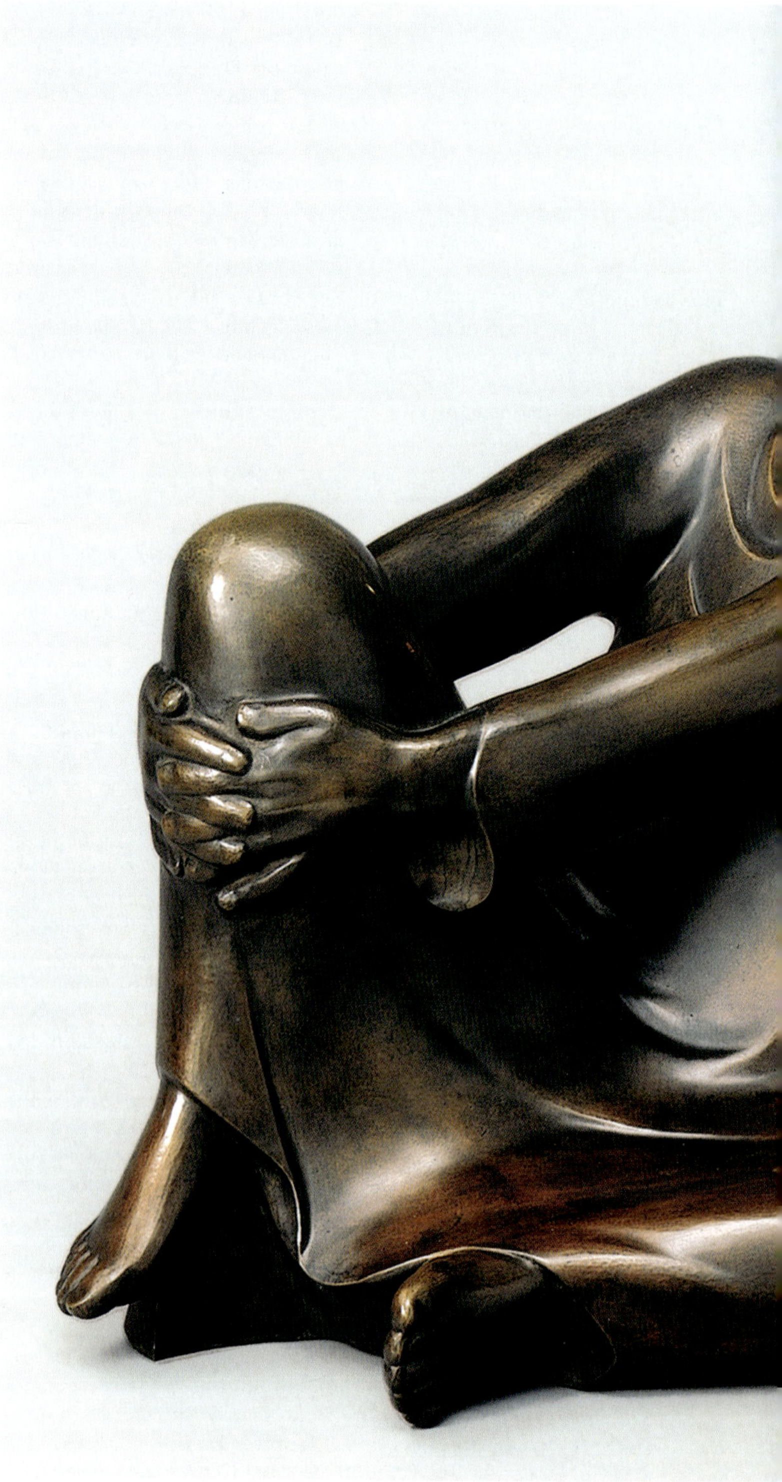

strebenden Achsen des aufgestützten Beines und des Rumpfes, die durch die Diagonale der parallel geführten Arme miteinander verbunden sind. Die künstlerische Form dieses Werks legt eine Ausführung des Gipsmodells als Bronzeguß nahe. Durch die Arbeit an den Denkmälern für Güstrow und Kiel hatte Barlach den Werkstoff Bronze neu entdeckt. *Der singende Mann* gehörte zur Gruppe von Gipsmodellen, die Barlach 1930 in einer Vereinbarung mit dem Kunsthändler Alfred Flechtheim für ein Bronzeguß-Programm auswählte. Die Auflage war in der Regel auf jeweils zehn Exemplare limitiert. Daß bereits bis 1938 achtzehn Güsse vom *Singenden Mann* hergestellt wurden, bezeugt die frühe Popularität dieser Skulptur.

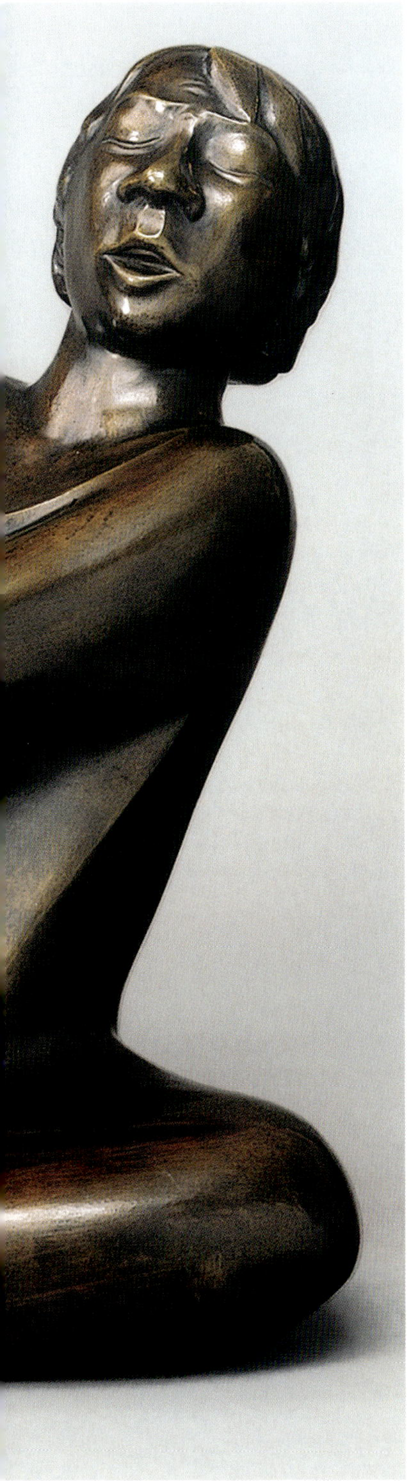

Mutter und Kind, 1930

Entwurf zum Hamburger Ehrenmal
Kohle, Bleistift
37,5 × 21 cm; Inv. Nr. Z vor 1937/24

Im Dezember 1929 schrieb der Senat der Stadt Hamburg einen Wettbewerb zur Gestaltung eines Ehrenmals für die Gefallenen des Ersten Weltkriegs aus, das am Rande des Hamburger Rathausmarktes aufgestellt werden sollte. Zur Beteiligung wurden alle in Hamburg geborenen oder ansässigen Architekten und Bildhauer sowie sechs namentlich benannte auswärtige Künstler aufgefordert. Daß neben konservativen Bildhauern wie Hugo Lederer, dem Schöpfer des Hamburger Bismarck-Denkmals, auch Ernst Barlach angesprochen wurde, ist auf die Initiative des damaligen Oberbaudirektors Fritz Schumacher zurückzuführen, der sich bei diesem Projekt für den ebenso berühmten wie umstrittenen Güstrower Künstler mit beispielgebender Courage engagierte. Im

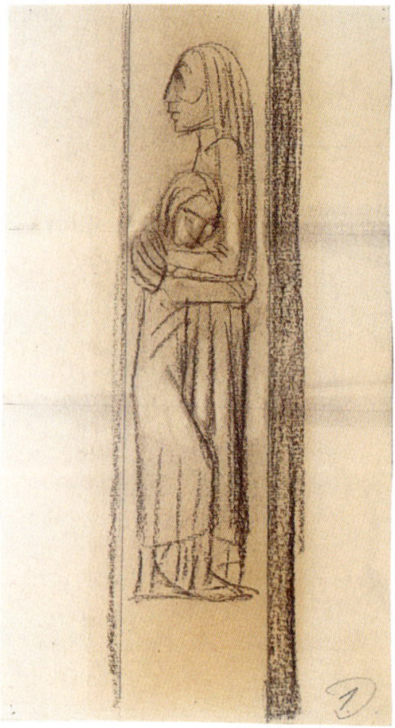

April 1930 wurde Barlachs Denkmals-Entwurf, der eine auf hohem Sockel kniende männliche Figur präsentierte, von der Jury abgelehnt. Gleichwohl gab Schumacher seinen Wunsch, eine Arbeit von Barlach für die Stadt Hamburg zu erwerben, nicht auf. So setzte er durch, daß die von der Jury befürwortete Muschelkalk-Stele, die der Hamburger Architekt Klaus Hoffmann vorgeschlagen hatte, ein Relief Barlachs tragen sollte. Nach anfänglichem Zögern willigte dieser ein, zeichnerische Entwürfe dafür vorzulegen. Bis Ende September 1930 entstand eine Fülle von Zeichnungen, aus der schließlich die von Barlach bevorzugte Mutter-Kind-Gruppe ausgewählt wurde.

In seiner konkreten, abbildhaften Qualität unterscheidet sich der Entwurf für das *Hamburger Ehrenmal* deutlich von den symbolischen Gestaltungen der Denkmäler in Güstrow, Kiel und Magdeburg: Eine aufrecht stehende Frau hält ein Mädchen, das sich trost- und schutzsuchend an ihren hageren Körper schmiegt, eng umfaßt. Im Kontrast zur Innigkeit der Umarmung steht die Starrheit der Körperhaltung und des Gesichtsausdrucks der im Profil dargestellten Mutter. Der Blick, der aus tief verschatteten Augen in eine unbestimmte Ferne gerichtet ist, verrät, daß die Gedanken dieser Frau bei einem bedrückend schweren Geschehen weilen. Eindringlich formuliert das Bild dieser Mutter-Kind-Gruppe die Trauer der Hinterbliebenen um die Toten des Krieges, ihre Sorge in Hinblick auf eine ungewisse Zukunft und ihr Wissen, die Verantwortung für die Generation der Kinder übernehmen zu müssen.

Daß diese Darstellung, die sich allen ideologischen Forderungen nach einer Rechtfertigung und Sinngebung der Opfer des Krieges verweigerte, öffentlichen Widerspruch herausfordern würde, war Barlach durchaus bewußt. In der Hoffnung auf eine demokratische Diskussion, in der der Widerstreit der Positionen zu einer allgemeinen Stimmung der Nachdenklichkeit beitragen könnte, war er bereit, sich der Auseinandersetzung zu stellen.

Hamburger Ehrenmal, 1931
Modell 1:10
Zink (Guß um 1940)
70,5 × 34,3 × 0,5 cm; Inv. Nr. P 1958/1

Der Guß nach dem kleinen Gipsmodell im Maßstab 1:10 zeigt die plastische Fassung des Reliefs, die in einigen Details von der Entwurfszeichnung abweicht: Die Vergrößerung der Distanz zwischen dem Mädchenkopf und dem Kopf der Mutter macht die aktive Aufrichtung der Trauernden deutlicher. Die Gebärde des rechten Arms des Mädchens weist darauf hin, daß das

Kind nicht nur Trost sucht, sondern selbst Trost zu spenden vermag. Die Umrißlinie an der Unterkante des Arms schwingt in Höhe der Achsel in einer sachten Rundung nach unten. Auf diese Weise wird die sanfte Schwellung des Leibes der Frau hervorgehoben und so auf ihre Rolle als Mutter verwiesen. Trotz einer stärkeren Verbindung und Rundung der dominanten Umriß- und Binnenlinien wirkt die Gestaltung im Vergleich zur Zeichnung insgesamt starrer und strenger.

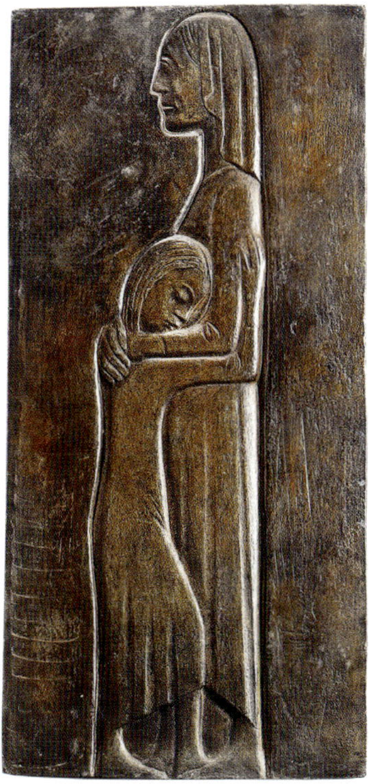

Bei der Ausformung des Reliefs entschied sich Barlach für eine ungewöhnliche Lösung: Die Figurengruppe ragt nicht als plastische Form aus einem tiefer liegenden Reliefgrund heraus, sondern trennt sich durch eine deutliche Einsenkung der Umrißlinien von der umliegenden Fläche, mit der sie in einer Ebene liegt. Mit dieser eher graphisch als plastisch angelegten Gestaltung strebte Barlach eine »visionäre Wirkung« und ein »hauchartiges Dasein« der Darstellung an (Br II, S. 242). Die zu- und abnehmende Deutlichkeit des Reliefs im Wechsel der Tagesbeleuchtung war vom Künstler also als Teil seiner lebendigen Wirkung eingeplant. Diese Ungleichmäßigkeit könnte man als Gleichnis für das seelische Erleben des Menschen verstehen, der das überraschende Auftauchen und das zeitweilige Vergessen seiner schmerzlichen Erinnerungen als einen nicht immer steuerbaren Vorgang wahrnimmt.

Die Ausführung des siebeneinhalb Meter hohen Reliefs in Muschelkalk wurde nach Maßgabe eines größeren Modells und unter Barlachs Beaufsichtigung vom Steinbildhauer Friedrich Bursch vorgenommen. Noch bevor die Arbeiten abgeschlossen waren, nahmen die Angriffe auf Ernst Barlach an Aggressivität erheblich zu. So formulierte am 21. Mai 1931 in einer Debatte der Hamburger Bürgerschaft Joseph Hoffmann, der Redner der Deutschnationalen Volkspartei, daß »vielleicht 300.000 und noch mehr Hamburger Wähler dieses Denkmal von Barlach nicht wünschen. Sie wünschen es nicht, daß dort Figuren mit ostischen Gesichtszügen angebracht werden. Barlach ist garnicht in der Lage, eine deutsche Frau, wie es sein müßte, zu zeichnen, viel weniger in Stein zu schlagen«. Am 2. August 1931 wurde das Ehrenmal von einem kleinen Kreis von Regierungsvertretern unter Ausschluß der Öffentlichkeit eingeweiht. Zu Beginn des Jahres 1939 ließen die nationalsozialistischen Machthaber das Relief zerstören; das nach dem Krieg erneut angebrachte ist eine Rekonstruktion.

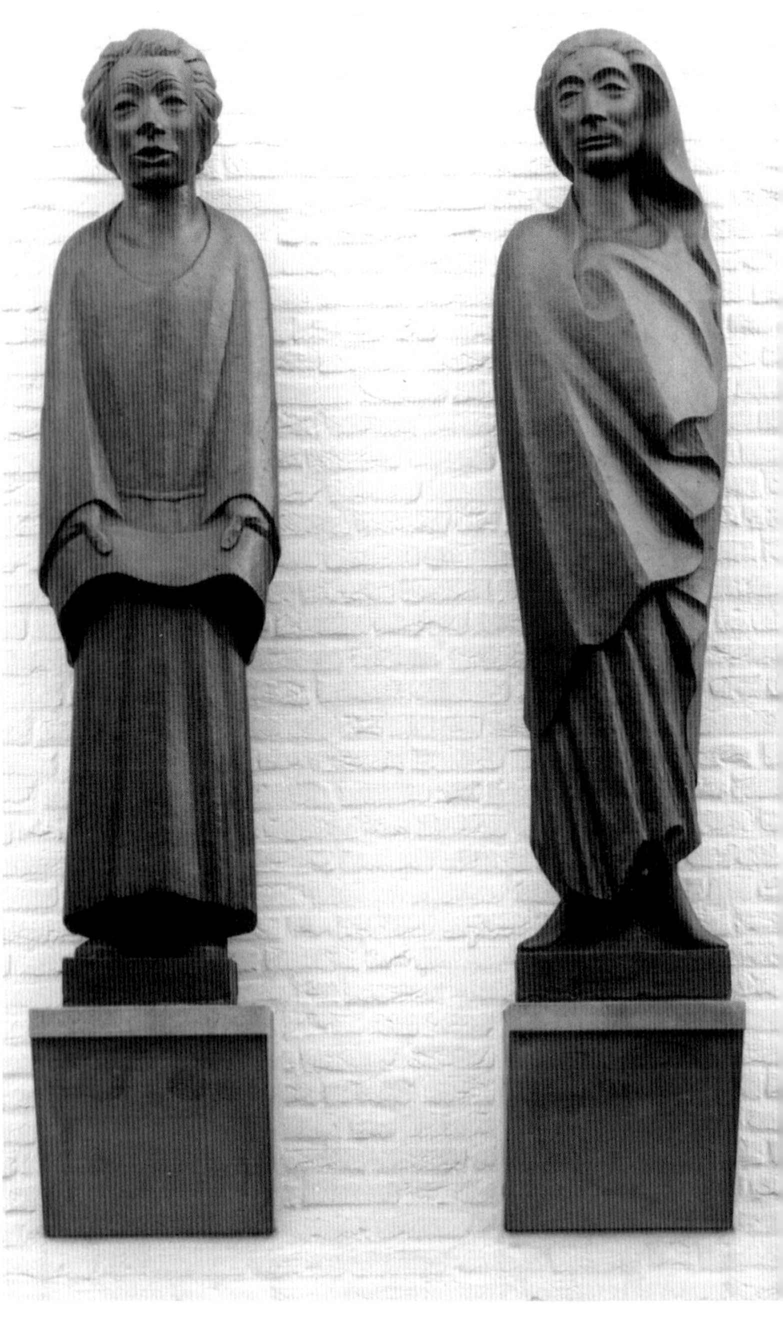

Der Sänger (Singender Klosterschüler), 1931

Klinkerbrand
208 × 35,7 × 27,3 cm; Inv. Nr. 1934/2

Frau im Wind, 1932

Klinkerbrand
208 x 46 x 21,2 cm; Inv. Nr. P 1934/3

Diese beiden Skulpturen gehören zur *Gemeinschaft der Heiligen*, die Barlach für die Katharinenkirche in Lübeck entwarf. Der Name für diese Figuren-Reihe, die zur Aufstellung in den Blendnischen der Westfassade des gotischen Bauwerks bestimmt war, stammte vom damaligen Lübecker Museumsdirektor Carl Georg Heise. Er hatte Barlach im Oktober 1929 in Güstrow besucht und sich durch die im Atelier des Künstlers besichtigten Werke zum Lübecker Projekt inspirieren lassen. Die Finanzierung des zunächst auf sechzehn Figuren angelegten, 1930 dann auf acht Figuren reduzierten Programms sollte durch private Förderer ermöglicht werden, die ein zweites Exemplar der jeweils für die Katharinenkirche gestifteten Klinkerfigur erhalten sollten. *Der Bettler* war die erste Skulptur, die Barlach 1930 fertigstellen und als Klinkerbrand in der Grube Ilse in Senftenberg ausformen lassen konnte. Nach ihrer provisorischen Aufstellung im Garten des Lübecker Behnhauses wurden in der Öffentlichkeit heftige Proteste gegen die vorgesehene Fassadengestaltung der Katharinenkirche laut, die im Dezember 1930 und in den ersten Monaten des Jahres 1931 in eine Unterschriftenaktion gegen das Projekt mündeten. Trotz dieser Kampagne setzte sich Heise weiterhin mit allem Nachdruck für die Förderung des Auftrags ein. So gelang es ihm, die Hamburger Kunsthalle als Stifter zu gewinnen. Noch im selben Jahr gestaltete Barlach für die *Gemeinschaft der Heiligen* zwei weitere Figuren, die die Standhaftigkeit des in seiner Suche nach geistiger Orientierung auf sich selbst gestellten Menschen zur Anschauung bringen: In stiller, gesammelter Haltung konzentriert sich der *Singende Klosterschüler* auf die Vergegenwärtigung der Gewißheiten seines inneren Erlebens. Die *Frau im Wind* setzt sich mit gelassener Zuversicht den Herausforderungen eines Schicksals aus, das sie als Bestandteil eines in seiner Sinnerfüllung unerforschlichen, höheren Geschehens annimmt.

Nach Vollendung der dritten Figur zu Beginn des Jahres 1932 mußte Barlach die Arbeit an dem Lübecker Projekt unterbrechen, da die weitere Finanzierung nicht gesichert war. Mit der Entlassung Heises im September 1933 zerschlugen sich endgültig alle Hoffnungen auf eine Fortsetzung des Auftrags. Ende 1932 waren die drei fertiggestellten Figuren vorläufig im Hohen Chor der Katharinenkirche aufgestellt worden. 1936 wurden sie von diesem – nach Barlachs Urteil – »schönsten Platz der Welt« (Br II, S. 490) entfernt. Da der Künstler eine Zerstörung der Skulpturen befürchten mußte, entschloß er sich, jeweils ein weiteres Exemplar herstellen zu lassen. 1936 überließ er dem Maler Hugo Körtzinger die *Frau im Wind*; 1938 schenkte er Hermann F. Reemtsma den *Singenden Klosterschüler*. Die *Frau im Wind* gab Körtzinger später an Reemtsma weiter. Glücklicherweise konnten die drei Lübecker Klinkerfiguren vor der Zerstörung bewahrt und 1947, wie vorgesehen, an der Fassade der Katharinenkirche plaziert werden; 1949 kamen als Ergänzung der Reihe sechs Figuren von Gerhard Marcks hinzu.

Der Wanderer, 1930

Holz (Eiche)
110,2 × 21,5 × 11,8 cm
Inv. Nr. P 1934/11

1930 kam die berühmte Schauspielerin Tilla Durieux nach Güstrow. Sie besuchte Barlach in Begleitung des Industriellen und Bankiers Ludwig Katzenellenbogen, den sie wenige Monate zuvor geheiratet hatte. Tilla Durieux war eine aufrichtige Bewunderin des Künstlers, dem sie in den Jahren ihrer Ehe mit Paul Cassirer immer wieder begegnet war. Seit 1910 hatten Paul Cassirer und Tilla Durieux zahlreiche Skulpturen Barlachs in ihrer Wohnung beherbergt und eine Reihe wichtiger Stücke für ihre private Kunstsammlung erworben. Zu den Werken, die in das Eigentum des Ehepaars Cassirer übergegangen waren, gehörte auch die Holzskulptur *Drei singende Frauen* (vgl. S. 56). Diese Gruppe, die Cassirer als eine der ersten Arbeiten Barlachs gekauft hatte, stand in der Vorkriegszeit im Musikzimmer der Schauspielerin, die auch eine begabte Pianistin war. In Erinnerung an ihren vormaligen Kunstbesitz, den sie nach der Trennung von Paul Cassirer hatte aufgeben müssen, wollte Tilla Durieux nun 1930 erneut eine größere Skulptur von Barlach erwerben. Bei ihrem Atelierbesuch kam Barlachs Wunsch zur Sprache, die 1926 für das Beethoven-Denkmal entworfenen Relieffiguren als Holzskulpturen auszuführen (vgl. S. 84). Bereits 1928 hatte Barlach im Gespräch mit dem Kunstprofessor Karl Muggly über die Ausstattung der neuen Musikhalle in Bielefeld die Idee entwickelt, diese figürlichen Entwürfe als zusammenhängende Reihe von Holzskulpturen zu gestalten. Zeichnungen verdeutlichen, daß Barlach dabei an eine Aufstellung auf spitz zulaufenden Konsolen in einer durch gotische Bögen gegliederten Wandnische dachte. Tilla Durieux und Ludwig Katzenellenbogen begeisterten sich für den Plan, die zehn Relieffiguren vom Beethoven-Denkmal für das Musikzimmer der Schauspielerin zu erwerben und beauftragten Barlach mit der Ausführung dieses großen Werks. Die erste Figur der Reihe, die der Künstler im Dezember 1930 fertigstellen konnte, war der hagere *Wanderer*, oder, wie Barlach seine Vorstellung später erläuterte, »der Hoffende (nämlich auf mühseliger Wanderung durch erhebende Klänge Gebannte)« (Br II, S. 529). Der Kopf des *Wanderers* sei »nicht nur so so, ein Selbstporträt«, schrieb Barlach am 20. Januar 1931 in einem Brief an Friedrich Düsel. Zum damaligen Zeitpunkt nannte er die Figuren-Reihe bereits »Fries der Lauschenden« (Br II, S. 253).

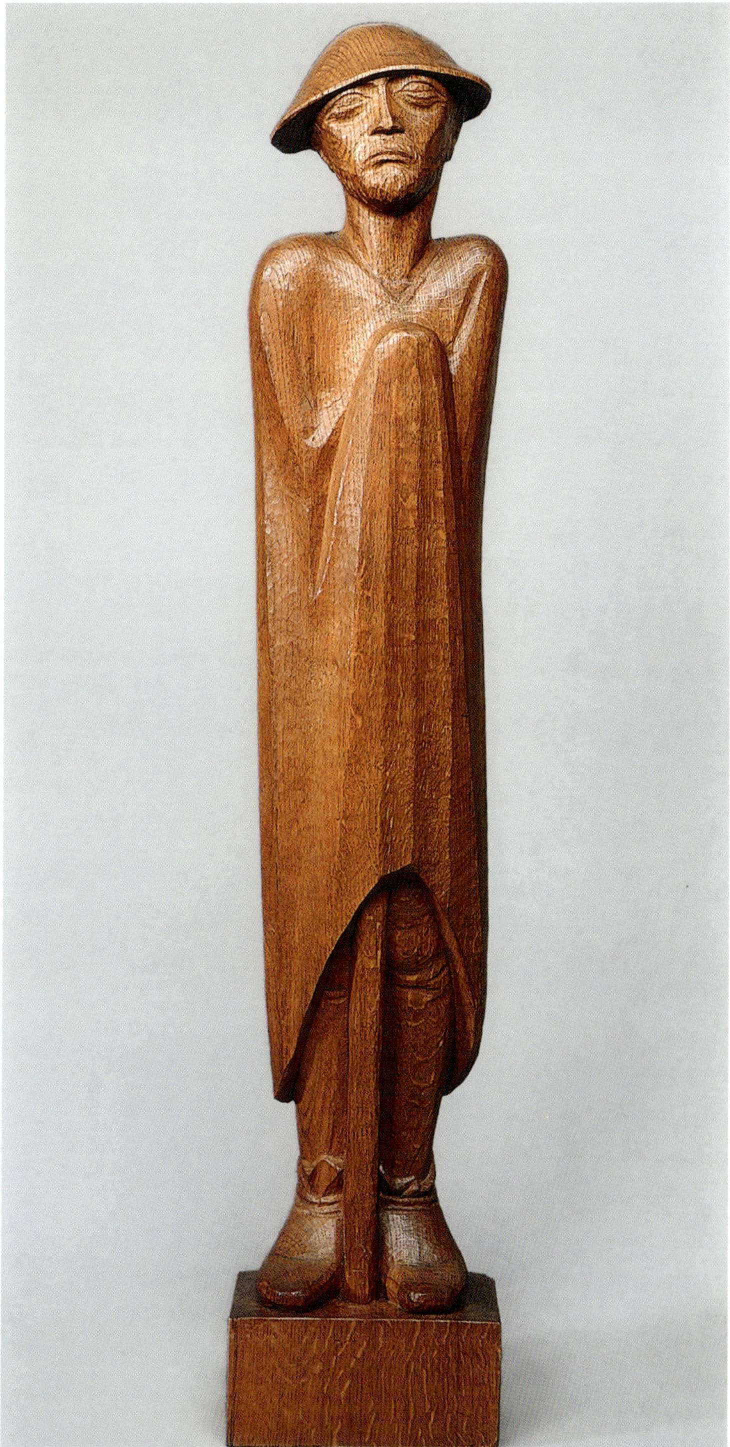

Die Träumende, 1931

Holz (Eiche)
109,4 × 20,9 × 11,7 cm
Inv. Nr. P 1934/1

Nach dem *Wanderer* und der *Tänzerin* war die *Träumende* die dritte Figur, die Barlach für den *Fries der Lauschenden* gestaltete. Das glatte Gewand dieser Lauschenden bildet mit dem über den Kopf gelegten Tuch einen völlig geschlossenen Umriß und bindet die aufrecht stehende, schlanke Gestalt in die Form eines länglichen Ovals ein. Die in stiller Haltung verharrende *Träumende* kehrt sich von der Außenwelt ab und konzentriert sich mit geschlossenen Augen auf die Wahrnehmung eines inneren Vorgangs. Die glatten, entspannten Züge des leicht zur Seite geneigten Gesichts lassen erkennen, daß sich die anmutige Frau in einem Zustand des seelischen Friedens und Glücks befindet. Die verhaltenen Wölbungen der glatten Oberfläche, die durch die Maserung des goldbraun getönten Holzes belebt wird, folgen den sanften Rundungen des weiblichen Körpers. Die an den Leib gelegten, unterhalb der Brust verschränkten Hände setzen gegen die vertikalen Züge der Komposition einen horizontalen Akzent, der die flach gespannte Wölbung der Bauchpartie betont und damit auf die Schwangerschaft der Frau hinweist. Die schrägen Einschnitte am Kopftuch und an der unteren Kante des Gewandes bilden klar abgegrenzte Schattenzonen, die die Plastizität der Wandfigur betonen.

Als Barlach die *Träumende* im Oktober 1931 an die Auftraggeber übergeben ließ, hatten sich deren Lebensverhältnisse dramatisch verändert. Im Zuge der Weltwirtschaftskrise war der große Konzern von Ludwig Katzenellenbogen in eine prekäre Lage geraten. In diesem Oktober wurde Katzenellenbogen unter der Anklage illegaler Finanztransaktionen verhaftet; wenig später wurde sein Vermögen gepfändet. Nachdem die regelmäßigen Zahlungen für den Auftrag zum *Fries der Lauschenden* bereits zwei Monate zuvor eingestellt worden waren, mußte Barlach nun die Hoffnung auf eine Fortsetzung der Honorierung aufgeben. Die Eheleute Durieux-Katzenellenbogen befanden sich auch nach Abschluß des Prozesses im Frühjahr 1932 in einer finanziell bedrängten Situation. Wegen ihrer persönlichen Bedrohung durch den nationalsozialistischen Terror mußten sie sich am 31. März 1933 überstürzt zur Emigration entschließen. Nach schwierigen Verhandlungen zwischen dem nun ebenfalls in eine materielle Notlage geratenen Künstler und dem Auftraggeber kam es im Herbst 1933 zu einer einvernehmlichen Auflösung des Vertrags, die es Barlach ermöglichte, die drei fertiggestellten Figuren wieder an sich zu nehmen.

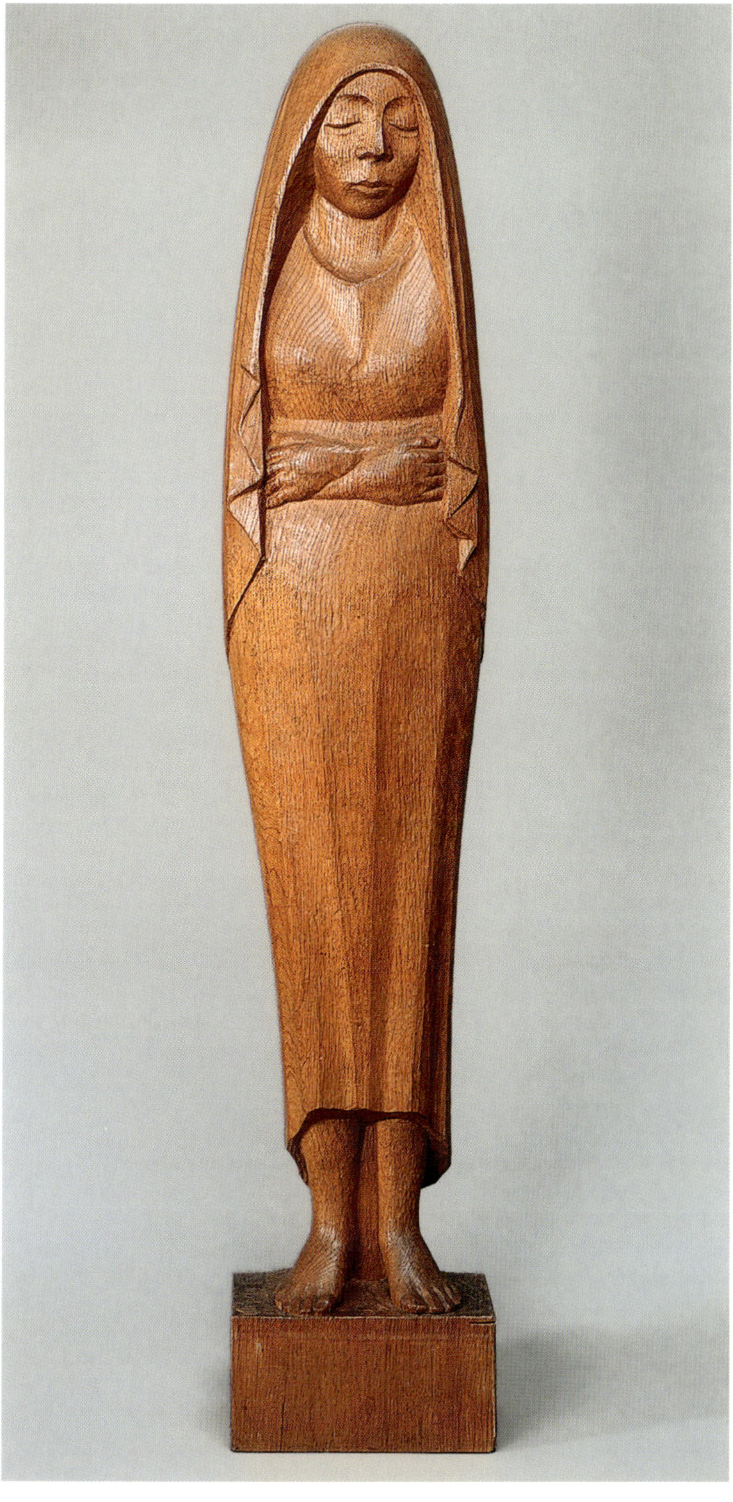

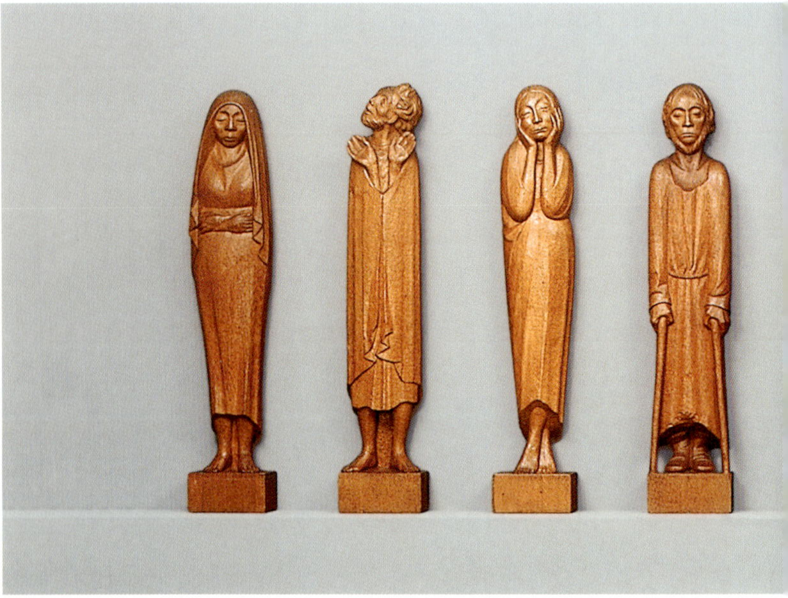

Der Fries der Lauschenden, 1930–1935
Holz (Eiche)
je 110 × 22 × 12 cm

v.l.
Die Träumende, 1931
Inv. Nr. P 1934/1
Der Gläubige, 1934
Inv. Nr. P 1935/4
Die Tänzerin, 1931
Inv. Nr. P 1934/10
Der Blinde, 1935
Inv. Nr. P 1935/6
Der Wanderer, 1930
Inv. Nr. P 1934/11
Die Pilgerin, 1935
Inv. Nr. P 1935/5
Der Empfindsame, 1935
Inv. Nr. P 1935/1
Der Begnadete, 1935
Inv. Nr. P 1935/2
Die Erwartende, 1935
Inv. Nr. P 1935/3

Während der Arbeit an den ersten drei Figuren vom *Fries der Lauschenden*, die Barlach 1930 und 1931 im Auftrag Ludwig Katzenellenbogens ausführte, war ihm die künstlerische Aussage der Figuren-Reihe zunehmend wichtiger geworden. Auch als 1933 feststand, daß der Auftrag von Katzenellenbogen annulliert werden mußte, hielt Barlach an der Gesamtkonzeption fest: »Es gibt Erwartungen, die man unwahrscheinlich nennen möchte, aber es gibt auch Überzeugungen, wie meine, von denen man einfach nicht ablassen kann. So eine ist die von der Einheitlichkeit dieser zehn Figuren als einer Harmonie, die zu unterbrechen keine Krise fähig ist. Auch die drohende Nähe meines eigenen Ungemachs wird meine Hoffnung nicht verscheuchen, daß es einmal doch zur Vollendung dieser Arbeit kommen wird« (Br II, S. 369).

Im August 1934 reisten der Hamburger Fabrikant Hermann F. Reemtsma und der Maler Hugo Körtzinger nach Güstrow, um eine Skulptur von Barlach für Reemtsmas Kunstsammlung zu erwerben. Die Begegnung mit dem Künstler, der seit 1933 durch die öffentlichen Diffamierungen seiner Person und seines Werks immer stärker in die

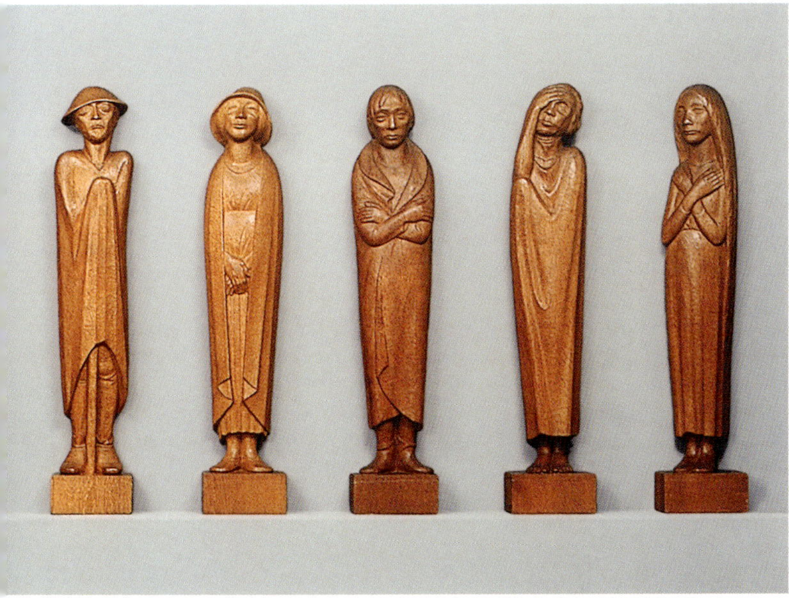

Isolation getrieben wurde, hinterließ bei Reemtsma einen tiefen Eindruck. So erwarb er nicht nur die Holzskulptur *Der Asket*, sondern ging auch auf den Vorschlag Hugo Körtzingers ein, Barlach mit der Vollendung der Figuren-Reihe vom *Fries der Lauschenden* zu beauftragen. Im November 1934 kam ein schriftlicher Vertrag zwischen Barlach und Reemtsma zustande, der den Erwerb des nunmehr auf neun Skulpturen festgelegten Werks regelte. Dem bedrängten Künstler wurde damit eine wirkungsvolle finanzielle Entlastung in Aussicht gestellt und eine Arbeit ermöglicht, bei der er endlich wieder »Heiterkeit und Gelassenheit« gewinnen konnte (Br II, S. 595). Bis November 1935 entstanden *Der Gläubige*, *Die Pilgerin*, *Die Erwartende*, *Der Begnadete*, *Der Blinde* und *Der Empfindsame*.

»Es sind sozusagen lauter Heiligen- und Andachtsgestalten« (Br II, S. 634), konstatierte Barlach nach Vollendung des Werks. In der Tat erinnert der *Fries der Lauschenden* an die feierliche Reihung von Propheten-, Apostel- und Heiligenfiguren, wie sie durch die Ausstattung von Fassaden, Portalen und Innenräumen mittelalterlicher Kirchen in vielfältigen Varianten überliefert ist. Doch Barlachs Figuren sind nicht in eine feststehende, hierarchisch gegliederte Heilsordnung integriert. In der unterschiedlich akzentuierten Haltung des Sich-Öffnens gegenüber einer geistigen Welt stehen die in sich gekehrten Lauschenden isoliert für sich; zugleich fügen sie sich in der Reihung zu einem harmonischen Ganzen, »darin eins dem anderen wohl will und jedes zur Steigerung des Zueinandergehörens beiträgt« (Br II, S. 538). Der *Fries der Lauschenden* formuliert somit die Hoffnung, daß alle Menschen, die nach einer die vorgefundenen Gewißheiten überschreitenden, ins ›Jenseits‹ führenden geistigen Einsicht suchen, in einer freien, von Toleranz geprägten Gemeinschaft willkommen sind, die als Perspektive einer humanen Gesellschaft unverzichtbar ist.

Die Flamme, 1934

Holz (Eiche)
116,8 × 41,1 × 20,3 cm
Inv. Nr. P 1993/1

Standfest und sicher, die breit auseinandergestellten Beine gleichmäßig belastend, richtet sich die Gestalt eines Jünglings vor dem Betrachter auf. Er ist in einen schlichten Umhang gehüllt, der knapp über den schmächtigen Schultern liegt und vor dem nackten Körper in Höhe des Bauchnabels in schrägen Bahnen übereinanderfällt. Die Arme sind unter dem Umhang verborgen; die vor die Brust gelegten Hände formen eine ausdrucksvolle Geste. Das klare, strenge Gesicht wird geprägt vom offenen Blick aus großen Augen und vom sprechend geöffneten Mund. In kleinen, lodernden Flammen umrahmen die Locken des Haares das Antlitz. Die gleichermaßen offensiv wie defensiv wirkende Haltung gemahnt an den Habitus eines Boten oder eines Wächters. In der Fremdartigkeit seines Äußeren erscheint der Jüngling wie eine Lichtgestalt aus einer überirdischen Sphäre; in der Präsenz hat sein Auftritt aber auch etwas sehr Diesseitiges.

Die Haltung der Hände ähnelt in ihrer Zeichenhaftigkeit den ausdrucksstarken Gebärden von Skulpturen des Mittelalters. Es ist durchaus vorstellbar, daß sich Barlach in der formalen Gestaltung des Motivs an romanischen Figuren orientierte. Die inhaltliche Deutung der Gebärde ist auf die Kenntnis dieses Traditionszusammenhangs allerdings nicht angewiesen. Zum genaueren Verständnis der Bedeutung dieser Figur mag es hingegen hilfreich sein, daran zu erinnern, daß zur Entstehungszeit der *Flamme* die symbolische Geste als positives Bekenntnis zur nationalsozialistischen Herrschaft Eingang in das alltägliche Leben gefunden hatte. Vor diesem historischen Hintergrund läßt sich die *Flamme* als Bekenntnis zu einer geistigen Haltung deuten, die sich durch Standhaftigkeit in der Suche nach Wahrheit auszeichnet. Die Gebärde der Figur verweist darauf, daß es ein ›Innen‹ und ein ›Außen‹ des Menschen gibt, das nach einem Ausgleich verlangt: Die Anforderungen, die die Außenwelt an den Menschen heranträgt, bedürfen der Überprüfung am eigenen, inneren Maßstab. Umgekehrt muß sich der Wahrheitsanspruch des individuellen Fühlens und Denkens in der Glaubwürdigkeit des praktischen Handelns unter Beweis stellen.

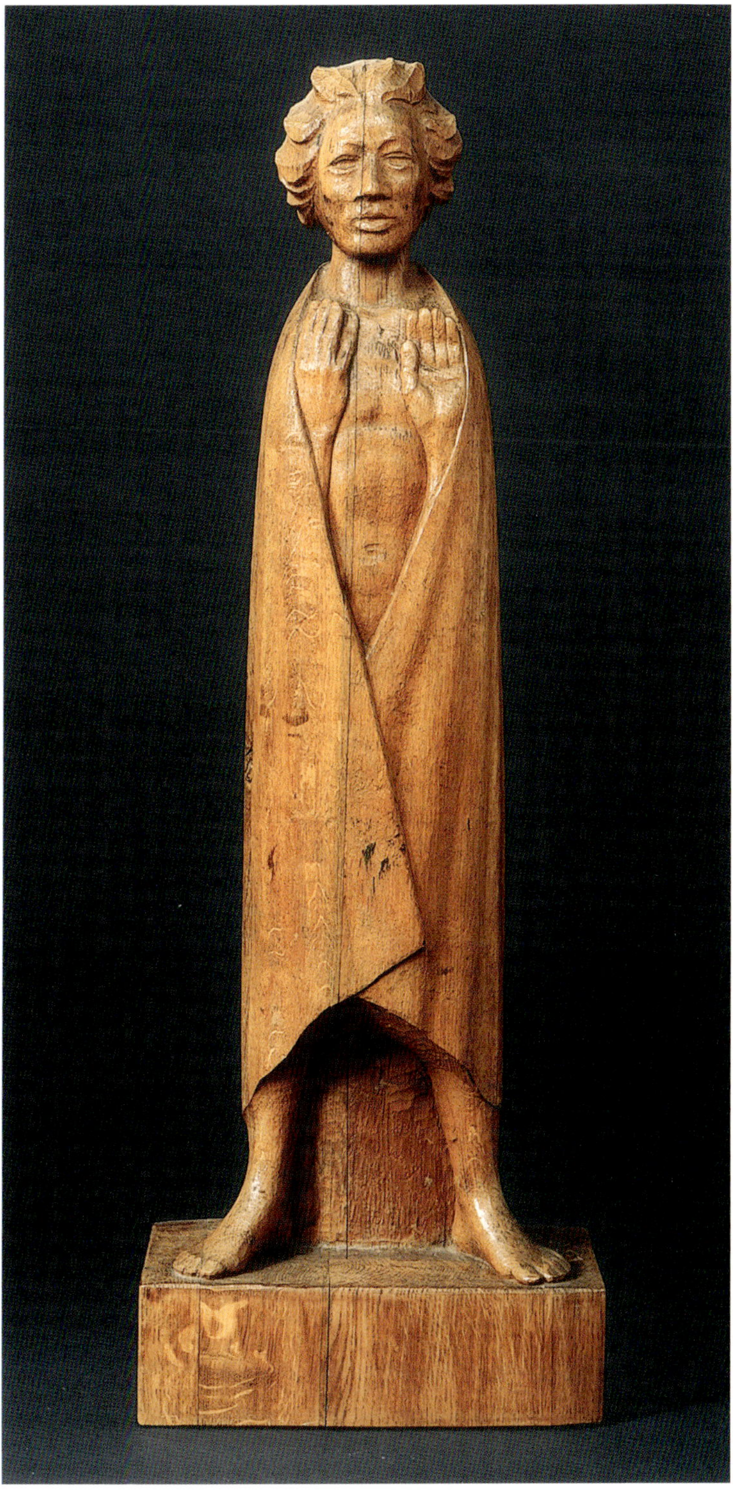

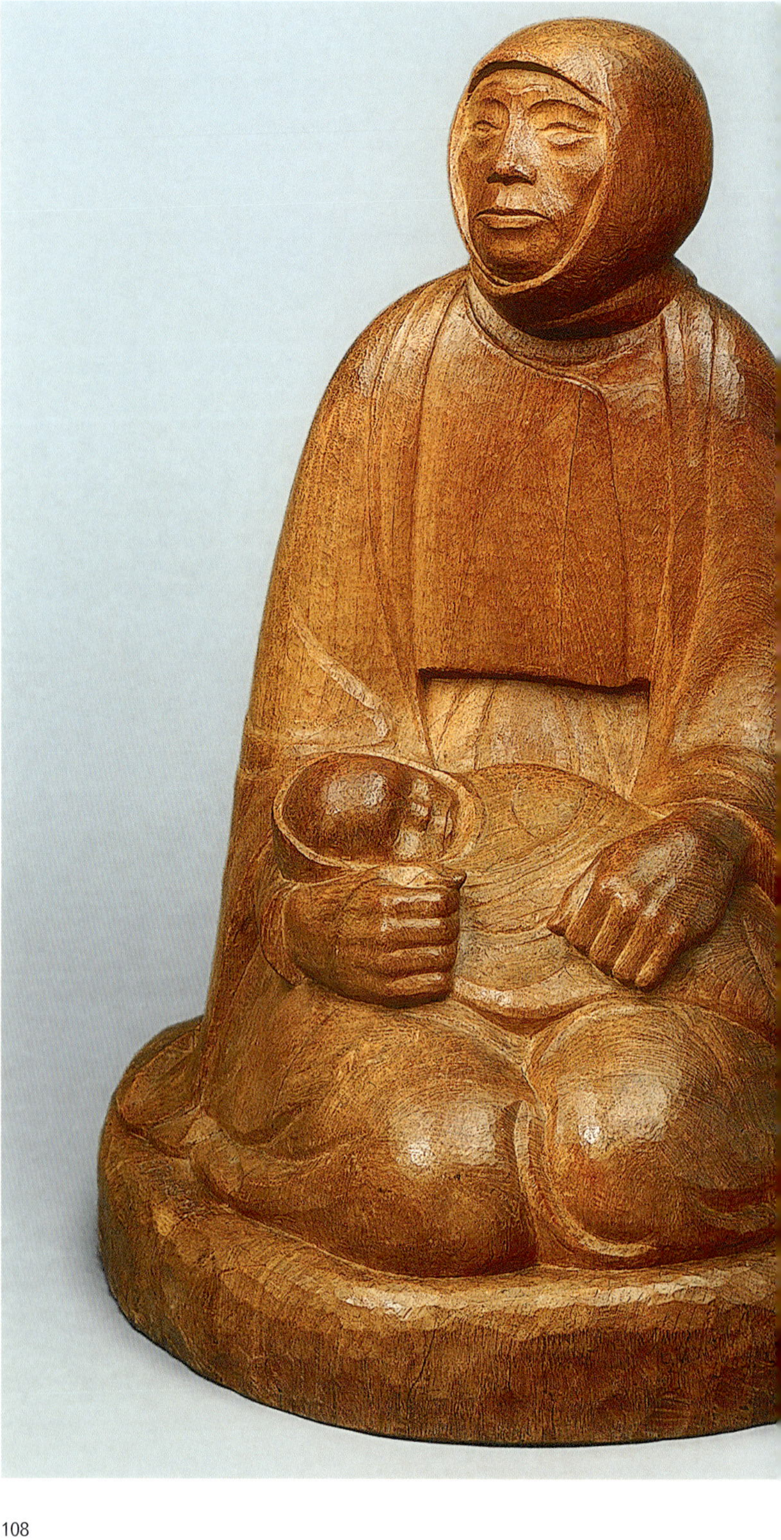

Mutter und Kind, 1935

Holz (Teak)
71,7 × 54 × 58,3 cm; Inv. Nr. P 1937/1

Als Barlach am Totensonntag des Jahres 1935 den *Fries der Lauschenden* seinem Auftraggeber übergab, arbeitete er bereits an der aus einem mächtigen Teakholzblock geformten Gruppe *Mutter und Kind*, die damals bereits kurz vor ihrer Vollendung stand. In diesem Werk griff Barlach auf die kleine Skulptur einer russischen Bettlerin zurück, die er 1907 geschaffen hatte. Da die nationalsozialistisch orientierte Kunstkritik mit stereotyper Regelmäßigkeit in seinen Figuren »ostisches Untermenschentum« (Br II, S. 332) entdeckte, kann Barlachs Rückgriff auf ein von seiner Rußlandreise inspiriertes Motiv als deutliches Bekenntnis zu »heftigster, rücksichtslosester Unbedingtheit« (Br II, S. 547) der künstlerischen Aussage verstanden werden. Demonstrativ erhob Barlach in dieser Darstellung Einspruch gegen die Heroisierung der Frau in ihrer staatstragenden Rolle als Mutter, wie sie von der nationalsozialistischen Propaganda gefordert wurde.

Die auf der Erde kniende Bettlerin hält einen schlafenden Säugling in ihrem Schoß. Körper und Kopf des Neugeborenen sind sorgsam in ein Tuch gewickelt. Auch die Art, wie die Mutter den Kopf des Kindes stützt, läßt sorgende Aufmerksamkeit erkennen. Die weiche Rundung der Körperformen, die Schönheit der fließenden, teilweise zu ornamentalen Bildungen tendierenden Linienführung der Falten und die warme Farbigkeit der glatten, lebendig gemaserten Holzflächen verstärken in ihrer Harmonie die Stimmung einer friedvollen Geborgenheit, die das Bild des sanft schlafenden Säuglings vermittelt. In einem wirkungsvollen Kontrast dazu stehen die wenigen harten Akzente: die kantigen Formen des strengen Gesichtes, die horizontale Stufung des Gewandes unterhalb der Brustpartie und die knochigen, zu Fäusten geballten Hände der Frau, die das Kind umfassen. In der Gesamtkonzeption dem frühen Entwurf folgend, bewirkte Barlach mit Änderungen im Detail einen Bedeutungswandel der Aussage. In der kleinen Skulptur von 1907 ist die Bettlerin blind. Im Ausdruck des intensiven Lauschens vermittelt ihr Gesicht mit den geschlossenen Augen die Hinwendung zur Welt der Mitmenschen, an deren Mitgefühl sie appelliert. In der Fassung von 1935 schaut die Mutter mit geöffneten Augen in eine Welt, in der keine Hilfe in Sicht ist. Der in unbestimmte Ferne gerichtete Blick verrät die Sorge um die Zukunft des Kindes. Der trotzige Gesichtsausdruck, der in gespannter Wachsamkeit aufgerichtete Oberkörper und die geballten Fäuste drücken die Entschlossenheit der Mutter aus, das Leben des Neugeborenen gegen äußere Bedrohungen zu verteidigen.

Abschied, 1936

Kohle
48,2 × 33,2 cm; Inv. Nr. Z vor 1937/84

Die Zeichnung zeigt eine Gruppe von drei eng beieinander stehenden Menschen, die in ein intimes Gespräch vertieft sind. In Profilansicht werden die Gestalten einer jungen Frau und eines jungen Mannes sichtbar, die sich gegenüberstehen. Der Mann ist durch die Kleidung, den an seinem Rücken hängenden flachen Hut

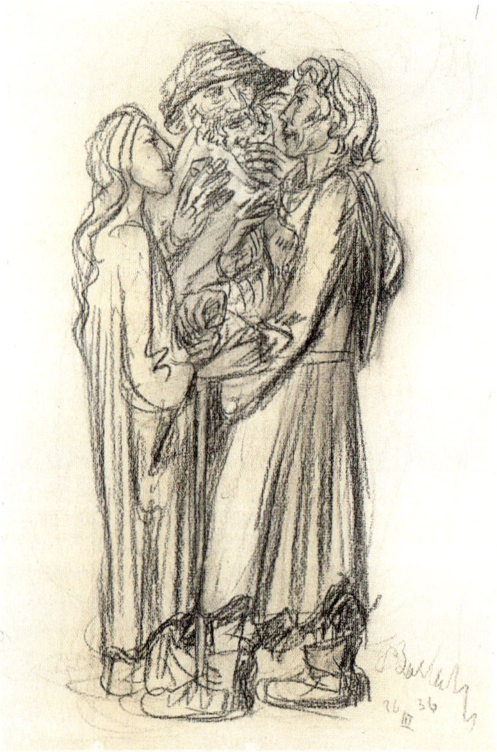

und seinen Wanderstock als Pilger charakterisiert. Er scheint vor dem Aufbruch zu stehen und Abschied zu nehmen. Durch die zarte Berührung ihrer Hände signalisiert ihm die junge Frau ihre Zuneigung, vielleicht will sie ihn auch zum Bleiben überreden. Zwischen den beiden jungen Menschen wird in frontaler Ansicht der Oberkörper und der Kopf eines bärtigen alten Mannes sichtbar. Der Alte, durch seinen Pilgerhut ebenfalls als Reisender gekennzeichnet, wendet sein Gesicht dem Jüngeren zu, auf den er heftig gestikulierend einredet. Fürchtet der Mann, daß sein junger Gefährte vom rechten Pilgerweg abkommt? In der Erregtheit seiner lebendig bewegten Miene und Gebärde wird die bange Sorge erkennbar, ob er mit seiner Rede überhaupt Gehör findet.

Den autobiographischen Hintergrund der Darstellung belegt ein Brief von Barlachs Sohn Nikolaus an Hermann F. Reemtsma vom 6. Dezember 1948. Das Blatt sei aus der Sorge Barlachs um seinen Sohn wegen des Verhältnisses zu einer Frau entstanden: »Der Alte will den beiden Jungen vergeblich seine Ansicht klarmachen.«

Im Schwarzweiß des Kohlestrichs ist die komplizierte psychologische Situation eines Generationskonflikts zu einem dichten Bild verarbeitet. Das Blatt, das durch die große Sicherheit der gleichermaßen lockeren und entschiedenen Linienführung überzeugt, demonstriert Barlachs Zeichenkunst auf höchstem Niveau.

Der Buchleser, 1936

Bronze (Guß von 1947)
45,2 × 20,5 × 32,5 cm; Inv. Nr. P 1948/1

Ernst Barlach war ein Künstler, für dessen Kreativität das geschriebene Wort stets eine große Bedeutung hatte. So verwundert es nicht, daß er sich in seinem Werk immer wieder mit dem Motiv des Lesens beschäftigte. In der Zeit der nationalsozialistischen Herrschaft, die schon früh mit Bücherverbrennungen ihren Kampf gegen die Freiheit des Lesens ankündigte, bekannte sich Barlach mit seinem *Buchleser* zu einem oppositionellen Standpunkt, der in der Konkretheit der Formulierung nicht mißverstanden werden konnte.

Der vornübergebeugt auf einem flachen Erdhügel sitzende, in einen Mantel gehüllte Mann bekräftigt in seiner geschlossenen Haltung den Willen zur Abschirmung gegen die störenden Einflüsse der Außenwelt und zur Konzentration seiner geistigen Kräfte. Die Art, wie er ein kleines, offenbar vielbenutztes Buch in den Händen hält, läßt Wertschätzung und Sorgfalt im Umgang mit der Lektüre erkennen. Die Konturen der Gestalt sind einfach und ruhig: Der Umriß des gebogenen Rückens und des Hinterkopfes fügt sich in die Rundung einer ovalen Form ein; in der Vorderansicht schließt sich die Figur durch die schräge Fläche des die Unterschenkel verhüllenden Mantelstoffs nach außen ab. Die dominanten Faltenzüge des Gewandes laufen dort zusammen, wo die Ellenbogen die Knie berühren. Dieses Zentrum ist Ausgangspunkt der von den Unterarmen, den Händen und dem Buch gebildeten Diagonale, die nach außen führt und so die Geschlossenheit der Komposition aufbricht. Das Gesicht bringt durch die wachen, großen Augen und die nachdenklich hochgezogenen Augenbrauen die angespannte Aufmerksamkeit des Lesenden zum Ausdruck. Von verschiedenen Seiten betrachtet, verändert der Blick des *Buchlesers* seine Richtung. Mal scheint er konzentriert auf den Seiten des Buches

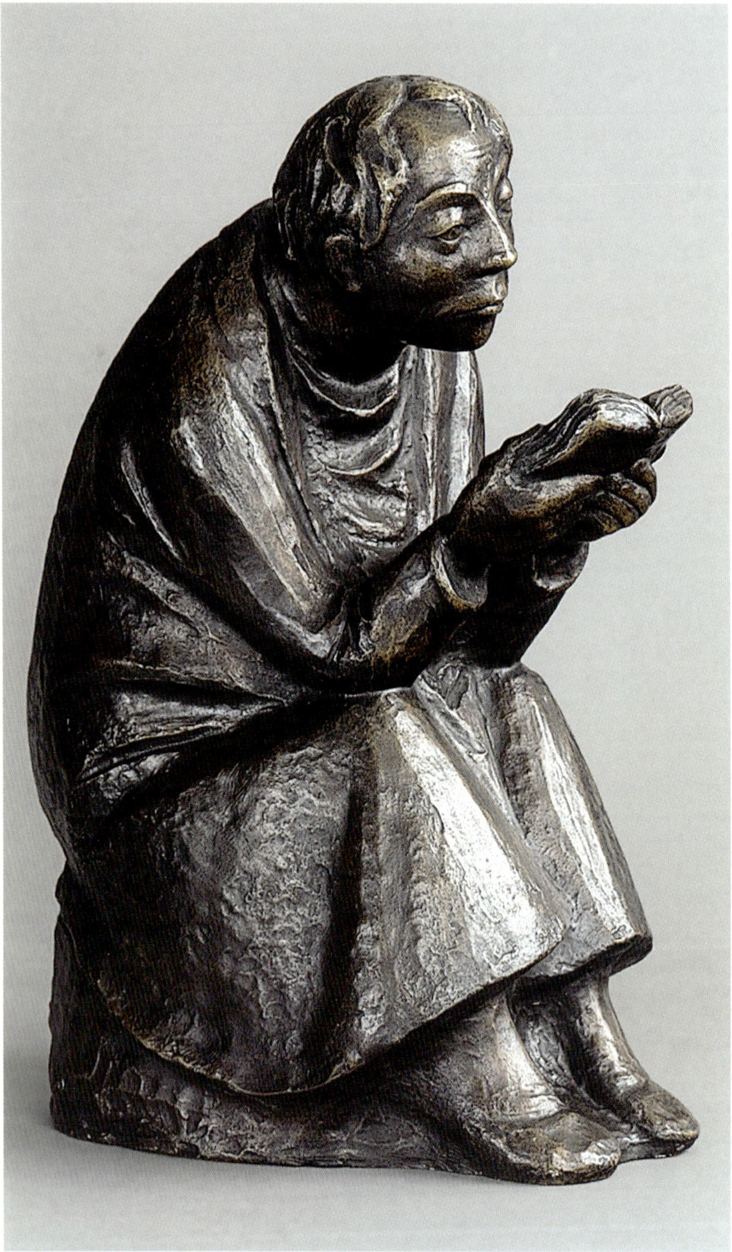

zu ruhen, mal scheint er sinnend darüber hinwegzugleiten. Es wird deutlich, daß sich geistige Besinnung nur dort einstellen kann, wo der Mensch die Anstrengung der Auseinandersetzung mit fremdem Gedankengut auf sich nimmt und zu einer kritischen, undogmatischen Prüfung des Wahrheitsgehalts im Lichte der eigenen Erfahrungen bereit ist.

Lachende Alte, 1936

Bronze (Guß von 1936)
20,8 × 31,6 × 12,5 cm; Inv. Nr. P 1957/2

Während seines Aufenthalts in Rußland im Jahr 1906 hatte Barlach zahlreiche Skizzen von hockenden Bäuerinnen und Bettlerinnen angefertigt. In den Zeichnungen der Jahre 1907 und 1908 hatte er einige dieser Figuren in alte Frauen mit unheimlichen, hexenhaften Zügen verwandelt (vgl. S. 38). Ende des Jahres 1936, als sich seine Lebensperspektive angesichts immer neuer repressiver Maßnahmen der nationalsozialistischen Kulturpolitik gegen seine Werke zunehmend verdüsterte, nahm Barlach sich diese Hexen-Zeichnungen wieder vor und wählte zwei Figuren zur plastischen Ausführung aus, die als *Lachende Alte* und *Frierende Alte* ein Paar bilden sollten.

Die *Lachende Alte*, die Barlach auch als »Hexe Pfefferzunge« bezeichnete, ist eine schlichte, alte Frau, die Böses wohl eher erleidet als selbst verursacht. Auf dem Boden kniend, sitzt sie auf ihren Fersen und umklammert die Knie mit den Händen. Ihre Körperhaltung entspricht der Heftigkeit ihrer Gefühlsregung. In einer extremen Wendung, die durch die Überdehnung der Arme ermöglicht wird, biegt sich der Rumpf weit nach hinten. Der in den Nacken geworfene Kopf gibt den Blick auf das zu einer fröhlichen Grimasse verzogene Gesicht frei. Die Alte genießt mit geschlossenen Augen; der zahnlose Mund öffnet sich zu einem gebogenen Schlitz.

Der Umriß der sehr expressiv wirkenden Figur fügt sich in eine einfache Form ein, die durch zwei im spitzen Winkel aufeinander zulaufende Diagonalen begrenzt ist. Zwischen den Armen und Schultern bildet sich in Brusthöhe ein tief einschneidendes Tal, das den Längszug des Körpers betont. Die in weichen Wellen fließenden Furchen und Kanten des Gewandes unterstreichen die gelöste Stimmung.

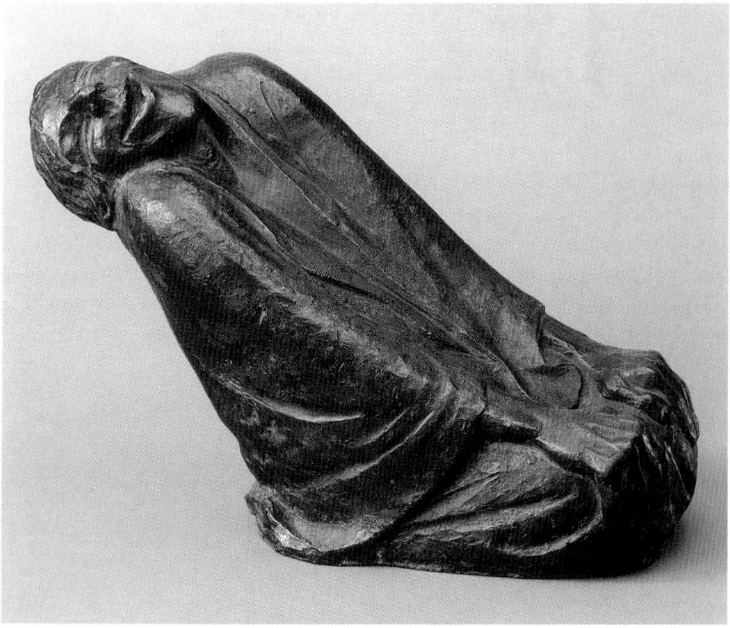

Zeit seines Lebens hat Barlach in vielen humorvollen Formulierungen den Genuß der seelischen Entlastung, die das Lachen in einer schweren Lage bedeuten kann, beschworen: »Manchmal scheint eine grundlose Heiterkeit sich aus Himmelshöhen direktement herabzulassen und den Boden der gewohnten Depression zu erweichen, die ihre Trübseligkeit dann von neuem aufbauen muß, wenn sie es nicht lassen kann. Wir alle wissen ja, daß nichts beständig ist als der Wechsel, und rechnen täglich mit Auf- und Untergang der Tagessonne« (Br II, S. 776).

Frierende Alte, 1937

Gips (Abformung vom Werkmodell)
bemalt in Braun und Schwarz
24,5 × 17,4 × 19,4 cm; Inv. Nr. P 1960/2

Nach dem Zeugnis von Friedrich Schult konzipierte Barlach die *Lachende Alte* und die *Frierende Alte* als ein zusammengehöriges Paar. Vermutlich entstand das kleine Modell zur *Frierenden Alten* unmittelbar in Anschluß an die Fertigstellung des Werkmodells der *Lachenden Alten* zu Beginn des Jahres 1937. In der zweiten Märzhälfte arbeitete Barlach bereits an den in ein größeres Format übertragenen Figuren in Holz. Im Juni 1937 waren diese Skulpturen in der Buch- und Kunsthandlung Karl Buchholz, Berlin, ausgestellt; doch nach nur wenigen Tagen wurde die Ausstellung auf amtlichen Beschluß geschlossen, die Figuren wurden beschlagnahmt und Barlach erst nach Monaten wieder ausgeliefert. Beide Holzskulpturen haben sich im Nachlaß des Künstlers in Güstrow erhalten.

Auch in der Konzeption der *Frierenden Alten* orientierte sich Barlach an der Darstellung einer kauernden alten Frau mit hexenhaften Zügen, die er in den Jahren 1907 und 1908 mehrfach gezeichnet hatte. Die *Frierende Alte*, vom Künstler in Werkstattgesprächen auch als »Alte Gewittersche« bezeichnet, hockt ängstlich verkrampft auf dem Boden. Sie hat die Beine eng an den Körper gezogen und den Oberkörper so tief gebeugt, daß das Kinn fast die Knie berührt. Schutzlos den Bedrohungen der feindlichen Außenwelt ausgesetzt, kauert sie sich zusammen, um so die Angriffsflächen ihres Körpers so klein wie möglich zu machen. Die Gesichtszüge sind zu einer Grimasse des Schmerzes verzerrt, in der alle Spuren von Individualität ausgelöscht erscheinen. Die tief gefurchte Stirn und die zu Wülsten zusammengezogenen Brauen verschatten die Augenhöhlen zu dunklen Schlitzen, in denen die Augen kaum noch sichtbar sind. Die unscharfen Konturen der Nase, der Wangen und des geöffneten Mundes zeigen ein unablässiges Beben an. Eine qualvolle Unruhe kommt auch in der Haltung der großen Hände zum Ausdruck, die die Knöchel umklammern und dabei den Blick auf die nackten, krallenartig zusammengezogenen Zehen lenken. Im harten Kontrast zur Einfachheit und Geschlossenheit des Umrisses der Figur steht die Gespanntheit der asymmetrisch gegeneinander verschobenen Gliedmaßen, die das Unerträgliche der physischen und psychischen Situation dieser alten Frau sichtbar macht.

Artikuliert die *Lachende Alte* in ihrer Haltung des Sich-Öffnens die Hoffnung auf Befreiung, die der Mensch als Ausgestoßener und Verfolgter nicht verlieren darf, so drückt die *Frierende Alte* in ihrer Haltung des Sich-Verschließens die Mutlosigkeit aus, gegen die der Mensch auch in Zeiten höchster Bedrängnis ankämpfen muß.

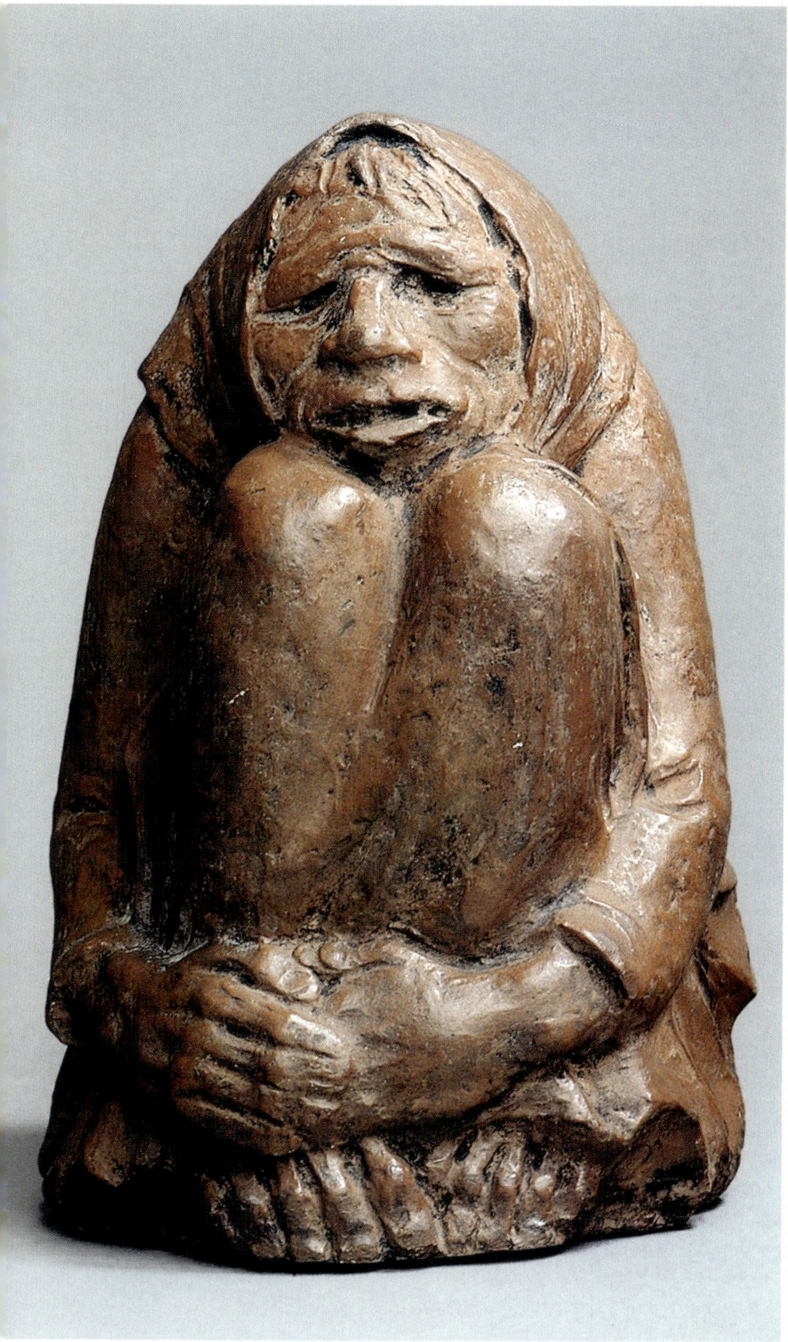

Bildnis Leo von König, 1937

Bronze (Guß von 1937)
39,2 × 25,3 × 30,7 cm; Inv. Nr. P 1951/3

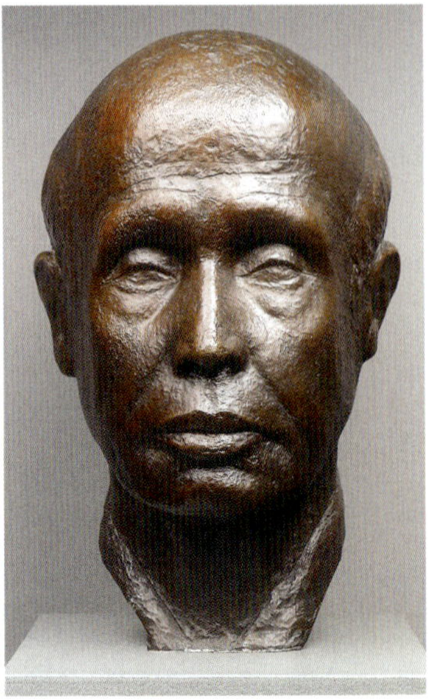

Das Bildnis des Malers Leo von König ist die späteste Arbeit in der Sammlung des Museums und das vorletzte Werk im plastischen Œuvre Ernst Barlachs.

Der Maler Leo von König und Ernst Barlach waren sich bereits in den Jahren vor dem Ersten Weltkrieg in Berlin einige Male begegnet, ohne dabei jedoch näher miteinander bekannt zu werden. Erst in den dreißiger Jahren, in denen die Anfeindungen gegen Barlachs Werke zunehmend heftiger wurden, suchte Leo von König ernsthaft den Kontakt zu dem von ihm seit langem bewunderten Künstlerkollegen. Bereits nach seinem ersten Besuch in Güstrow im Jahr 1934 äußerte der in Berlin lebende Maler, der als einer der bedeutendsten Porträtisten seiner Zeit galt, seinen Wunsch, ein Bildnis von Ernst Barlach zu schaffen. Barlach willigte ein, bat aber mit dem Hinweis auf seine schwierigen Lebens- und Arbeitsbedingungen mehrfach darum, das Projekt aufzuschieben. Erst im August 1937, in einer Zeit, in der sich Barlach angesichts immer massiver werdender Angriffe auf seine Werke und infolge seiner Sorgen über die Existenzbasis seines künftigen Lebens zu quälender Unproduktivität verurteilt sah, erklärte er sich bereit für ein Porträt. Während des Arbeitsaufenthalts von Leo von König in Güstrow im September 1937 kam es zu einer intensiven Begegnung der beiden Künstler, die sich im Gefühl ihrer Zugehörigkeit zum Kreis der »zum Emigrantenleben im Vaterlande Verurteilten« (Br II, S. 730) einig waren. Nicht nur für Leo von König, der fünf Bildnisse schuf, wurden die Gespräche mit Barlach zu einem bewegenden Erlebnis. Auch für den unter seiner Resignation und Einsamkeit leidenden Barlach war das Interesse des Malers an seiner Person ein äußerst wertvoller Beweis menschlicher Solidarität, die ihn tröstete und dazu animierte, als Zeugnis der Freundschaft eine Bildnisbüste von Leo von König zu formen.

Auffällig ist die Betonung der sehr runden Form des massigen, fast kahlen Schädels. Die Gesichtszüge, die an ägyptische Bildnisse denken lassen, werden durch die klaren, großflächigen Wölbungen der Stirn, der Wangen und des Kinns sowie durch die sehr ebenmäßigen Formen der Nase und des Mundes geprägt. Nur wenige, durch Kerben markierte Falten sowie einige etwas weicher modellierte Partien unter den Augen und am Kinn deuten Spuren des Alters an. Die hohe, breite Stirn, der durch die schweren Lider verhangene Blick aus den etwas schräg geschnittenen Augen, der wohlgeformte Mund mit der als feiner Grat akzentuierten Kontur der Oberlippe und den nach unten weisenden Winkeln verleihen dem

Gesicht den Ausdruck von Klugheit, Sensibilität, Trauer und Gelassenheit und kennzeichnen den dargestellten Künstler und Freund somit als Weisen.

Brief an Heinz Priebatsch vom 24. 4. 1938

Tinte auf Schreibpapier
Inv. Nr. Au 1965/1

»In ›dieser‹ Zeit habe ich wohl immer gelebt, die Zeit der gequälten Unschuld, der Hexen, Ekstatiker, und was Sie nennen, war schon und hat nur krassere Farben angenommen. – Die Panik vor dem So-Sein hat mir von jeher zugehört, selbst in den sogenannten paar glücklichen Jahren, die nur den Leuten als solche erschienen sind. Es stimmt doch…, ich habe schwer um Ungehemmtheit kämpfen müssen, war jung, frisch und sah eine Ewigkeit von Schaffenszeit vor mir. Heute pfeift der böse Wind grausam hart, aber auch das ist kein Anlaß alles verloren zu geben. Freilich kann jeder an einer akuten Verschlimmerung der Umstände zu Grunde gehen. Wie viele Altersgenossen, fast die ganze damalige Berl. Secession, liegen in ihren Gräbern… Es kommt mir vor, als wäre ich von der ganzen Phalanx allein übriggeblieben.«

Dieser Brief ist ein anrührendes Zeugnis aus dem letzten Lebensjahr des Künstlers. Zermürbt von den Sorgen um seine Existenz und entmutigt in seiner Hoffnung auf künftige Arbeitsruhe registrierte Barlach ein allgemeines Schwinden seiner Lebenskraft. »Ich plane wieder zu reisen«, schrieb er am 22. April 1938 an Friedrich Schult, »allerdings nicht in die Ewigkeit direkt, aber doch auf unbestimmt in jeder Hinsicht und Rücksicht.« Den Entschluß, seinen Wohnort Güstrow auf immer zu verlassen, konnte er aufgrund der ständigen Verschlechterung seines Gesundheitszustandes jedoch nicht mehr in die Tat umsetzen. Leo von König, der Barlach im Juli 1938 noch einmal besuchte, hat in der Erinnerung an den von seiner Krankheit bereits schwer gezeichneten Künstler betont, daß Barlachs Haltung in den letzten Monaten seines Lebens nicht von Verbitterung, sondern von großer Gelassenheit und Güte geprägt war.

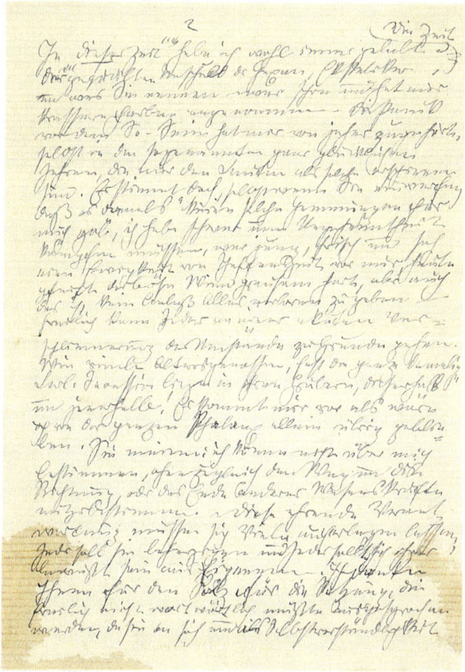

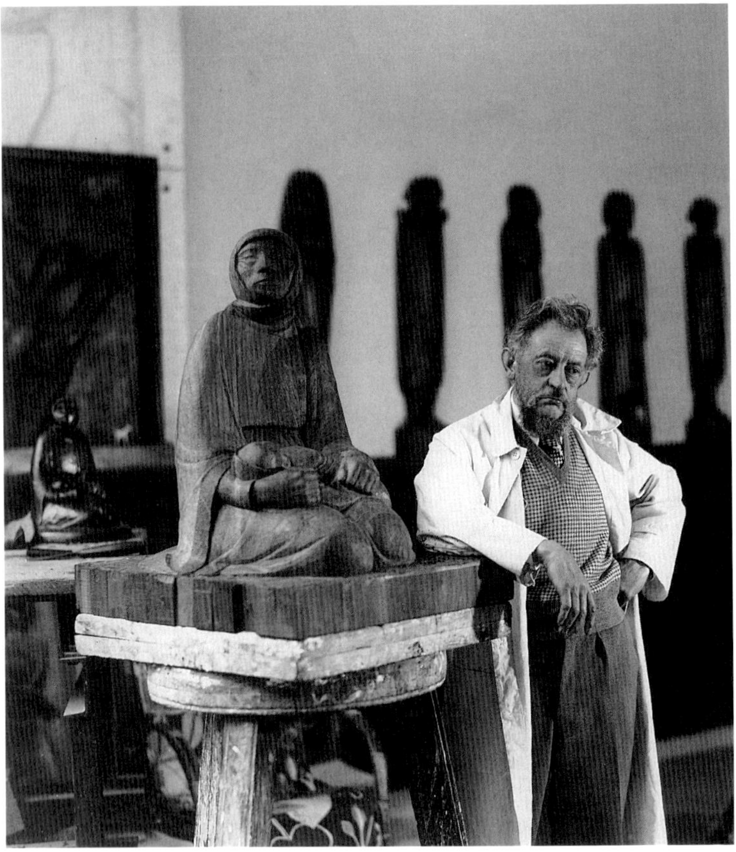

Ernst Barlach in seiner
Güstrower Werkstatt 1935

Biographie

1870	Am 2. Januar wird Ernst als ältester Sohn des Arztes Georg Barlach in Wedel bei Hamburg geboren. Kindheit in Schönberg und Ratzeburg. Nach dem Tod des Vaters 1884 zieht Ernst Barlach mit der Mutter und den drei jüngeren Brüdern wieder nach Schönberg; dort Abschluß der Realschule.
1888–91	Ausbildung als Bildhauer an der Allgemeinen Gewerbeschule in Hamburg.
1891–95	Studium der Bildhauerei an der Königlichen Akademie der bildenden Künste zu Dresden.
1895–96	Barlach folgt seinem Studienfreund Carl Garbers nach Paris; zeitweiliger Besuch der Académie Julian.
1896	Aufenthalt bei der Mutter in Friedrichroda in Thüringen.
1897	Zweiter Parisaufenthalt vom März bis Juli als Gehilfe von Carl Garbers; anschließend wieder in Friedrichroda. Zum Jahresende Umzug nach Hamburg-Altona.
1898–99	In Werkgemeinschaft mit Carl Garbers Arbeit an den Figuren des nördlichen Giebelfeldes des Altonaer Rathauses. Gewinn des Wettbewerbs um die Neugestaltung des Hamburger Rathausmarktes; ein Auftrag zur Ausführung kommt jedoch nicht zustande. Im September Umzug nach Berlin.
1899–1901	Barlach führt in Berlin ein zurückgezogenes Leben als freier Künstler. Ab 1900 Arbeit am Grabmal Moeller-Jarke für den Ohlsdorfer Friedhof in Hamburg.
1901–04	Umzug nach Hamburg. Ab 1902 lebt Barlach in Wedel. Zusammen mit Garbers Arbeit an einer monumentalen Neptun-Gruppe für das Verwaltungsgebäude der Hamburg-Amerika-Linie. Kunstgewerbliche Entwürfe für die Altonaer Töpferwerkstatt von Hermann und Richard Mutz.
1904–05	Ein Semester lang Lehrer an der Königlichen Keramischen Fachschule in Höhr im Westerwald.

1905 Barlach gibt das Lehramt auf und zieht nach Berlin-Friedenau. Entwürfe für Grabmalplastik. Angesichts der Erfolglosigkeit seiner künstlerischen Anstrengungen gerät der Künstler in eine schwere Lebenskrise

1906 Im Sommer zweimonatige Reise nach Südrußland zu seinem Bruder Hans. Während dieser Zeit bringt Rosa Schwab in Berlin seinen Sohn Nikolaus zur Welt. Nach der Rückkehr aus Rußland entstehen in Berlin die ersten durch die Reise inspirierten Zeichnungen und Skulpturen.

1907 Die Präsentation seiner Bettler-Figuren in der Frühjahrsausstellung der Berliner Secession führt zur Bekanntschaft mit dem Bildhauer August Gaul und dem Kunsthändler Paul Cassirer. Gegen Rosa Schwab führt Barlach einen Rechtsstreit um das Sorgerecht für seinen Sohn. Mitglied der Berliner Secession.

1908 Zunehmendes Interesse am Werkstoff Holz; es entstehen mehrere Holzskulpturen. Vertrag mit Paul Cassirer. Ende des Jahres wird Barlach das Sorgerecht für seinen Sohn zugesprochen, den er bei seiner Mutter in der mecklenburgischen Kleinstadt Güstrow unterbringt.

1909 Neunmonatiger Studienaufenthalt in der Villa Romana in Florenz. Begegnung mit dem Dichter Theodor Däubler. Zum Jahresende wieder in Berlin.

1910 Barlach verlegt seinen Wohnsitz nach Güstrow, wo er nun zusammen mit seiner Mutter und seinem Sohn lebt. Mit zehn plastischen Arbeiten auf der ersten Ausstellung des Sonderbundes westdeutscher Kunstfreunde und Künstler in Düsseldorf vertreten. Sonderschau seiner Skulpturen und Zeichnungen im Rahmen der 21. Ausstellung der Berliner Secession. Wahl in den Vorstand der Berliner Secession.

1912 Auf Einladung von Paul Cassirer Reise nach Noordwijk in Holland. Besuch der Museen in Amsterdam, Den Haag und Harlem. Veröffentlichung des Dramas *Der tote Tag* im Paul Cassirer Verlag. Beteiligung an der zweiten Sonderbund-Ausstellung. Erneute Wahl in den Vorstand der Berliner Secession.

1913 Zusammen mit der Mehrheit der Mitglieder Austritt aus der Berliner Secession und Gründung der Freien Secession. Reise mit Theodor Däubler durch Mecklenburg.

1914–16 Den Beginn des Ersten Weltkriegs erlebt Barlach in Güstrow. Verarbeitung der Kriegserfahrungen im *Güstrower Tagebuch*. Bekanntschaft mit dem Zeichenlehrer Friedrich Schult. Ab dem Herbst 1914 arbeitet Barlach als Betreuer in einem Kinderhort für Soldatenkinder. Lithographien für die Zeitschrift *Kriegszeit* des Paul Cassirer Verlags. Vom Dezember 1915 bis zum Februar 1916 Ausbildung als Landsturmsoldat in Sonderburg an der dänischen Grenze. Vorzeitige Entlassung dank einer Petition seiner Berliner Künstlerfreunde. 1916 Lithographien für die Zeitschrift *Der Bildermann* des Paul Cassirer Verlags.

1917 Im Herbst erste Einzelausstellung im Kunstsalon Paul Cassirer, Berlin.

1918 Veröffentlichung des Dramas *Der arme Vetter*.

1919 Ernennung zum ordentlichen Mitglied der Preußischen Akademie der Künste zu Berlin. Das Angebot eines akademischen Lehramts in Dresden lehnt Barlach ab.

1920 Veröffentlichung des Dramas *Die echten Sedemunds*. Tod der Mutter.

1921 Arbeit am Ehrenmal für die Gefallenen des Ersten Weltkriegs in der Nikolaikirche in Kiel. Barlach prüft Pläne zur Übernahme eines akademischen Amtes und zum Umzug nach Berlin.

1922 Nach längerem Zögern entscheidet sich Barlach, in Güstrow zu bleiben. Höhepunkt des Schaffens im zeichnerischen Werk. Veröffentlichung des Dramas *Der Findling*.

1923 Jahr der Not und der persönlichen Krise. Gesundheitliche Probleme beeinträchtigen die künstlerische Arbeit.

1924 Veröffentlichung des Dramas *Die Sündflut*. Barlach erhält den Kleist-Preis. Bekanntschaft mit dem Bildhauer-Ehepaar Bernhard und Marga Böhmer.

Auf die fortgesetzten Bemühungen seines Kunsthändlers Paul Cassirer, ihn zur Übersiedelung nach Berlin zu überreden, geht der Künstler nicht ein.

1925 Ehrenmitglied der Akademie der Bildenden Künste zu München.

1926 Tod Paul Cassirers. Ausstellung der Holzskulpturen im Kunstsalon Paul Cassirer, Berlin. Vertrauter Umgang mit dem Ehepaar Böhmer; Beginn der engen Freundschaft mit Marga Böhmer, die Barlachs Lebensgefährtin wird. Veröffentlichung des Dramas *Der blaue Boll*. Beteiligung am Wettbewerb um die Gestaltung eines Beethoven-Denkmals für Berlin.

1927 Vollendung des *Güstrower Ehrenmals* für den Güstrower Dom. Zur Kur in Bad Kissingen.

1928 Aufstellung der Bronze *Der Geistkämpfer* an der Heiliggeistkirche in Kiel. Veröffentlichung der Autobiographie *Ein selbsterzähltes Leben*.

1929 Aufstellung des *Magdeburger Ehrenmals* im Magdeburger Dom. Von rechtskonservativen Kreisen werden massive Angriffe gegen Barlach und sein Werk laut. Veröffentlichung des Dramas *Die gute Zeit*.

1930 Arbeit am Projekt der *Gemeinschaft der Heiligen* für die Katharinenkirche in Lübeck. Erneut zur Kur nach Bad Kissingen. Vertrag mit dem Kunsthändler Alfred Flechtheim über die Herstellung von Bronzegüssen nach einer Reihe von ausgewählten Gipsmodellen. Auftrag von Ludwig Katzenellenbogen zum *Fries der Lauschenden*. Anläßlich seines 60. Geburtstages zahlreiche Ehrungen sowie Ausstellung in der Preußischen Akademie der Künste in Berlin. Bau eines Wohn- und Atelierhauses am Heidberg in Güstrow.

1931 Bezug der Atelierräume im neuen Wohnhaus am Heidberg. Errichtung des *Hamburger Ehrenmals* auf dem Hamburger Rathausmarkt.

1932 Ausbleibende Zahlungen zwingen Barlach zur Einstellung der Arbeit am Projekt der *Gemeinschaft der Heiligen* für Lübeck und am *Fries der Lauschenden*. Wegen des Mangels an neuen Aufträgen wachsende finanzielle Sorgen. Sonderschau in Berlin auf der Herbstausstellung der Preußischen Akademie der Künste.

1933 Barlach wird Ritter der Friedensklasse des Ordens Pour le mérite.
In Güstrow wächst die feindliche Stimmung gegen den Künstler. Barlachs finanzielle Situation wird zunehmend schwieriger.

1934 Ausstellung in der Kunsthalle Bern. Entfernung des *Magdeburger Ehrenmals* aus dem Magdeburger Dom. Hermann F. Reemtsma besucht Barlach in Güstrow und erteilt ihm den Auftrag, den *Fries der Lauschenden* zu vollenden.

1935 Nach großem Premierenerfolg wird die Aufführung des Dramas *Die echten Sedemunds* am Altonaer Stadttheater nach der fünften Vorstellung abgesetzt. Im Münchener Piper-Verlag erscheint unter dem Titel *Ernst Barlach, Zeichnungen* ein Buch mit Reproduktionen nach 56 Zeichnungen Barlachs.

1936 Das Buch des Piper-Verlags wird beschlagnahmt. Entfernung der Werke Barlachs aus der Jubiläumsausstellung der Preußischen Akademie der Künste in Berlin.

1937 Barlachs Gesundheitszustand verschlechtert sich. Abbau des Kieler *Geistkämpfers* und des *Güstrower Ehrenmals*. Im Zuge der Aktion »Entartete Kunst« werden rund 400 Werke Barlachs aus öffentlichen Sammlungen beschlagnahmt. Die Bronze *Das Wiedersehen* und das Buch des Piper-Verlags werden in der diffamierenden Ausstellung »Entartete Kunst« in München gezeigt. Erzwungener Austritt aus der Preußischen Akademie der Künste. Schließung der Ausstellung in der Buch- und Kunsthandlung Karl Buchholz, vorübergehende Beschlagnahme der Arbeiten Barlachs und Ausstellungsverbot.

1938 Bekanntgabe des Beschlusses zum Abriß des *Hamburger Ehrenmals*.
Barlach will von Güstrow fortziehen, kann diesen Plan wegen seines schlechten Gesundheitszustands jedoch nicht mehr in die Tat umsetzen. Am 24. Oktober stirbt er in einer Rostocker Privatklinik; drei Tage später findet die Trauerfeier im Güstrower Atelierhaus statt; am 28. Oktober wird Ernst Barlach im Familiengrab in Ratzeburg beigesetzt.

Literatur

Publikationen von und über Ernst Barlach

Ernst Barlach: *Die Briefe I, 1888–1924* (Die Briefe 1888–1938 in zwei Bänden), hg. von Friedrich Dross, München 1968

Ernst Barlach: *Die Briefe II, 1925–1938* (Die Briefe 1888–1938 in zwei Bänden), hg. von Friedrich Dross, München 1969

Ernst Barlach – Reinhard Piper, Briefwechsel 1900–1938, hg. und erläutert von Wolfgang Tarnowski, München 1997

Ernst Barlach: *Die Dramen* (Das dichterische Werk in drei Bänden, Bd. 1), hg. von Friedrich Dross/Klaus Lazarowicz, München 1956

Ernst Barlach: *Die Prosa I* (Das dichterische Werk in drei Bänden, Bd. 2), hg. von Friedrich Dross, München, 2. Auflage 1973

Ernst Barlach: *Die Prosa II* (Das dichterische Werk in drei Bänden, Bd. 3), hg. von Friedrich Dross, mit einem Nachwort von Walter Muschg, München, 2. Auflage 1976

Ernst Barlach, Das plastische Werk (Werkverzeichnis Bd. 1), bearbeitet von Friedrich Schult, Hamburg 1960

Ernst Barlach, Werkkatalog der Zeichnungen (Werkverzeichnis Bd. 2), bearbeitet von Friedrich Schult, Hamburg 1971

Ernst Barlach, Das graphische Werk (Werkverzeichnis Bd. 3), bearbeitet von Friedrich Schult, Hamburg 1958

Ernst Barlach, Werk und Wirkung, Berichte, Gespräche, Erinnerungen, gesammelt und hg. von Elmar Jansen, Berlin, 2., überarbeitete Auflage 1975

Friedrich Schult: *Ernst Barlach im Gespräch*, mit ergänzenden Aufzeichnungen des Verfassers, hg. von Elmar Jansen, Leipzig 1985

Paul Schurek: *Begegnung mit Barlach, ein Erlebnisbericht*, Gütersloh, 2., erweiterte Auflage 1954

Ernst Barlach, Plastische Meisterwerke, mit einer Einführung von Anita Beloubek-Hammer, Leipzig 1996

Ernst Barlach, Zeichnerische und graphische Meisterwerke, mit einer Einführung von Anita Beloubek-Hammer, Leipzig 1997

Publikationen über die Sammlung des Ernst Barlach Hauses

Ernst Barlach Haus, Stiftung Hermann F. Reemtsma (Sammlungskatalog), bearbeitet von Hugo Sieker, Hamburg 1962

Ernst Barlach Haus, Stiftung Hermann F. Reemtsma (Sammlungskatalog), bearbeitet von Kurt Sternelle und Gerhard Schack, Hamburg 1966

Ernst Barlach Haus, Stiftung Hermann F. Reemtsma, Plastiken, Handzeichnungen und Autographen (Sammlungskatalog), bearbeitet von Isa Lohmann-Siems und Gunhild Roggenbuck, Hamburg 1977

»Kunstwerke, die mich angehen« – Der Sammler Hermann F. Reemtsma (1892–1961), mit Texten von Eva Caspers und Dagmar Lott-Reschke, Katalog zur Ausstellung im Ernst Barlach Haus, Hamburg 11. Oktober 1992–3. Januar 1993

Die Ernst Barlach Museen, Güstrow, Ratzeburg, Hamburg, Wedel, mit Texten von Eva Caspers, Jürgen Doppelstein, Elmar Jansen, Volker Probst und Klaus Tiedemann, Leipzig 1998

Umschlagvorderseite:
Ernst Barlach, *Die Flamme* (Ausschnitt), 1934; vgl. S. 106f.
Seite 2:
Ernst Barlach, *Selbstbildnis*, 1928, Kohle, 31,8 × 23,5 cm; Inv. Nr. Z vor 1937/18
Umschlagrückseite:
Außenansicht des Ernst Barlach Hauses im Jenischpark

Fotos: Heinz-Peter Cordes, Hamburg

Dr. Eva Caspers war von 1988 bis 2000 Leiterin des Ernst Barlach Hauses in Hamburg

Die Deutsche Bibliothek – CIP Einheitsaufnahme
Ein Titeldatensatz für diese Publikation ist bei der Deutschen Bibliothek erhältlich

Lektorat: Johannes Graf v. Preysing
Gestaltung: Rainald Schwarz, München
Litho: Reproteam Siefert, Ulm
Druck/Verarbeitung: Passavia, Passau
Printed in Germany

ISBN 3-7913-2320-2
ISBN 3-7913-2558-2 (englische Ausgabe)

Ernst Barlach Haus
Stiftung Hermann F. Reemtsma
Jenischpark
Baron-Voght-Str. 50 a
22609 Hamburg

Tel.: 0 40/82 60 85
Fax: 0 40/82 64 15
E-Mail: info @ barlach-haus.de
Internet: www.barlach-haus.de

Öffnungszeiten
Dienstag bis Sonntag 11–17 Uhr

Öffentliche Führungen
Sonntag, 11 Uhr

Gruppenführungen
Anmeldung unter Tel. 0 40/82 60 85

Bibliothek und Archive
geöffnet Montag bis Freitag
11–17 Uhr
nach Anmeldung unter
Tel. 0 40/82 60 85